AF357279

ANALYSE
DES EAUX MINERALES,

Qui se trouvent au Chateau Royal de Marimont
en Hainaut.

Faite par les Ordres & sous les Auspices de son Altesse Serenissime

MARIE ELISABETH

Gouvernante Generale des Pays-Bas
Autrichiens, &c. &c.

Ou on Examine la nature & les preuves des principaux principes qui Caractérisent les Eaux Minerales en general, & celles de Marimont en particulier : on y joint une exposition succincte & raisonnée des cas aux quels les Eaux Minerales sont convenables ou necessaires, avec la maniere de les boire, & le regime, qu'il faut observer pour lors.

PAR
SERVAIS AUGUST. DE VILLERS

Docteur Regent & Professeur Royal en
Medecine dans l'Université de Louvain.

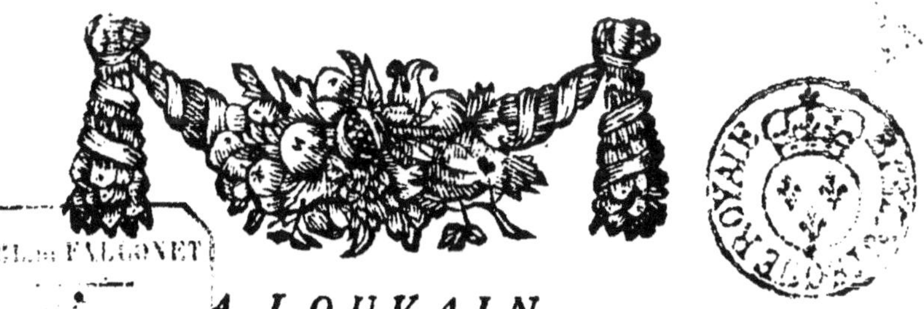

A LOUVAIN,
Chez MARTIN VAN OVERBEKE,
proche l'Academie 1741.

AVEC APPROBATION.

A LA TRES HAUTE
ET TRES PUISSANTE REINE
MARIE THERESE
REINE D'HONGRIE,
De Boheme, de Dalmatie, de Croatie,
d'Esclavonie, &c.

ACHIDUCHESSE D'AUTRICHE;

DUCHESSE DE BOURGOGNE,
De Lothier, de Brabant, de Limbourg, de
Luxembourg, de Gueldres, de Milan,
de Stirie, de Carienthie, de Carniole, de
Mantoue, de Parme Plaiſſance, de Wit-
temberg, de la haute & baſſe Sileſſie, &c.

PRINCESSE DE SUABE,
ET DE TRANSILVANIE,

MARQUISE DU S. EMPIRE ROMAIN;
De Bourgovie, de Moravie, de la Haute
& Baſſe Luſace;

COMTESSE D'HABSBOURG,
De Flandres d'Artois, de Tirol, d'Hainau, de Namur, de Ferrete, de Kybourg,
de Gorice, & de Gradiſca;

LANDGRAVE D'ALSACE;

DAME DE LA MARCHE
D'ESCLAVONIE,
Du Port Naon, de Salins, & de Malines;

MADAME

 Rès vivement perſuadé que tout ce qui peut contribuer au bonheur & au ſalut des Peuples, fut de tout têms l'objêt des attentions les plus ſerieuſes de la très AUGUSTE MAISON D'AUTRICHE, j'oſe porter ce petit ouvrage juſqu'au pied du Trône de Vôtre

EPITRE DEDICATOIRE.

Majesté. J'ose même esperer de sa bonté & benignité naturelle, qu'ELLE daignera le regarder d'un œil favorable; puis qu'il ne butte qu'au bien & à l'avantage de ces Provinces, que Vos AUGUSTES ANCETRES ont distinguées depuis tant de siecles par des vives marques d'amour & de bienveillance.

C'est par une heureuse succession de cette affection Royale, & vraiement paternelle, que CHARLE. VI. de glorieuseMemoire, très-AUGUSTE PÉRE de Vôtre Majesté, a bien voulu leur accorder, préferablement à tant d'autres Royaumes & de Provinces, la *Serenissime Princesse Marie Elisabeth.* Gage sacré de son amour, & assurance immanquable de leur bonheur! Grace que V. M., par une perseverance hereditaire, à vouloir les combler de felicité, leur a si affectueusement confirmée. Grace, dis-je, vraie source des douceurs, qu'elles n'ont cessé de gouter depuis son très-sage & très-fortuné Gouvernement. ELLE a sû prévenir. jusqu'aux calamités, qui sembloient inévitables : témoien cette di-

EPITRE DEDICATOIRE.

fette affreufe & generale qu'ELLE vient de diffiper ; à laquelle ELLE a fait fucceder l'abondance, tandis que nos voifins gemiffoient fous le poids d'une mifere accablante.

Ce n'étoit pas affés de quantité d'autres bienfaits paffagers. Pour remplir fes vuës Royales, il en falloit un dont la fource ne tarît jamais. Les Eaux de Marimont en ont fourni l'occafion. Un tréfor fi prétieux eut refté negligé & comme enfeveli fans les foins Royals de S. A. S., qui animée du même fang que V. M. fe porte avec la même ardeur par tout où le bien du Peuple fe trouve.

Cette *Princeffe* toûjours benigne, fut à peine informée des furprenants effets de ces eaux, que perfuadée des avantages, qu'une fource fi falutaire peut produire (fon merite & la maniere de s'en fervir étant connus) ELLE a daigné nous expedier les ordres de proceder à l'Analyfe de fes principes, & à la recherche de leurs vertus.

Nos decouvertes s'étant trouvées conformes à la grande expectation du

EPITRE DEDICATOIRE.

public, ELLE ne cesse, par une suite du même zele, d'employer les moiens les plus propres, pour en fair ressentir au plûtôt tous les fruits. C'est à la même fin & conformement à ses Royales intentions, que la présente Dissertation paroit; comme c'est aussi dans la même vuë, & par ses ordres, qu'on pratique sur les lieux des Avenuës aussi agreables que commodes.

C'est donc avec justice que sous les glorieux Auspices du regne naisant de V. M., tous les Peuples font retentir ces Provinces par les acclamations de l'heureux présage d'une felicité parfaite & durable : d'autant plus que ce jeune PRINCE que V. M. vient de leur donner, les rassure contre toutes les allarmes, que la Parque fatale, cruelle ennemie de leur bonheur, sembloit leur préparer. Dans ce sang, dis-je, Auguste de deux côtés, ils voient renaître la Tiche, qui fait leur plus haute esperance; ils ne cessent de prier le TOUT PUISSANT, qu'il daigne accorder à ses jours toute la force & la prosperité de ses AUGUSTES AN-

EPITRE DEDICATOIRE.

CETRES. Faſſe le Ciel que leurs vœux ſoient exaucés ! & que cette union ſacrée d'AUTRICHE & de LORRAINE, ſi cherie de CHARLE VI., ſi cherie de tous les peuples, ſoit la ſource & le comble d'une joüiſſance, qui ne puiſſe jamais s'interrompre.

Tels ſont, MADAME, les Echos des ces Provinces : tels ſont les plus ardents deſirs de celui, qui fait toute ſa gloire & ſon etude d'être à jamais dans la ſoumiſſion la plus profonde & la plus reſpectueuſe

MADAME

De Vôtre Majeſté

Le très humble, très ſoumis, & très devoué ſerviteur & ſujet

S. A. DE VILLERS.

PREFACE.

SAns la santé tous les délices se changent en amertumes : c'est une Deesse à laquelle chaque Mortel au besoin sacrifie avec plaisir ses plus pretieux tresors. Rien de si penible qu'on ne supporte avec joy pour se la rendre propice ; s'agit-il de longs & frayeux voyages, qu'on ne peut d'ailleurs entreprendre sans risquer ses jours, ses interets les plus chers? On s'expose sans balancer au sort de tous ces evenèmens. On descend, s'il le faut, du plus haut degré de gloire dans la foulle du commun des Mortels, pour se confondre avec eux, & implorer de concert le même secour. On a vû les plus grands Princes de l'Europe abandonner leurs etats dans des crises dangereuses, quitter des magnifiques & somptueux Palais, une Cour riante & cherie ; se mettre à l'e-

A

troit dans des endroits tres bornés, dont les
environs ne prefentent que des images af-
freufes, ou defagreables.

Heureux font les peuples que cette Deeffe
avantage de fes faveurs! à qui les graces coulent de pleine fource, fans qu'il en coute autre peine que celle de les recüillir au befoin!
Sur-tout fi une avantageufe fituation en rend
toutes les approches riantes & agreables; fi
une riche & fertile abondance fournit à peu
de fraix aux befoins de la vie.

Tel va être le fort de ces Provinces : Marimont, endroit d'autant plus charmant qu'il
fut choifit par une grande Princesse pour
en fair un lieu de plaifance, renferme ce pretieux trefor. Par une tradition, qui fe perd
dans l'antiquité, les Peuples circomvoifins
publient les vertus des Eaux, qui s'y trouvent; plufieurs étrangers en ont reffentit les
bons effets. Mais cela ne fuffit pas pour les
communiquer à toutes les Prouinces : il faut,
à cet effet, des foins, des attentions peu communes : il faut une affection Royale, &
vrayment paternelle, qui intereffe le bonheur de tous les Peuples.

Des égards fi favorables furent depuis tres
longtems refervés à une Princesse, (*a*) qui

____

(*a*) Marie Elisabeth d'Autriche *tres gra-
tieufe Sœur de* Charle VI. *de glorieufe memoire
Empereur des Romains.*

dez son avenement au Gouvernement de ces Provinces, n'a cessé de leurs donner des marques invincibles de son amour, & bienveillance toute singuliere: Qualités si propres a la tres Auguste Maison d'Autriche, dont voicy encor une nouvelle preuve tres éclatante.

Cette PRINCESSE tres clemente quoiqu'accablée du poid des affairs les plus épineuses, daigne neanmoins donner ses attentions jusqu'aux Eaux de Marimont. Elle ne fut pas plutot informée par son premier Ministre, à la penetration de qui rien n'échappe, que la voix du peuple se declaroit pour les merites de ces eaux, qu'elle daigna en êcrir à nôtre Faculté, & luy ordonner de deputer de son Corps les Srs. REGA Docteur Regent, Professeur Primair; SASSENUS Professeur de Chymie, & moy, pour en fair l'analyse sur les lieux. Pour nous conformer à des ordres si respectables, nous partîmes sans delai (*a*) pour nous rendre à Marimont, ou nous employames plusieurs jours aux experiences, qui peuvent se fair sur les lieux, & qui sont rapportées au premier Chapitre de la presente Dissertation, dont nous eûmes aussi l'honneur de fair rapport de bouche à son Excellence Monseig^r. le Comte de HARRACH, & de luy remettre la declaration qui s'y trouve.

A 2

(*a*) *Le* 4. *Aout* 1740.

Ce Miniſtre toujours penetrant & judicieux, nous fit entendre que dans une affaire, ou il y alloit du ſalut des Peuples, il ne falloit ny precipitation ny negligence : nous exhorta d'une maniere forte & ſerieuſe à ne rien ômêttre de ce qui peut nous mêttre aſſés au fait de toutes les qualités de ces Eaux pour en pórter un jugement ſolide ; nous remontra que nôtre honneur y etoit d'autant plus engagé, que la ſerieuſe intention de S. A. S. etoit, que nous expoſaſſions nos ouvrages a la connoiſſance & cenſure du Public par une Diſſertation arraiſonnée. Qu'au reſte nous devions être perſuadés que touté ſimulation flateuſe en ce genre deplairoit d'autant plus à la ditte Alteſſe, qu'Elle ne jugera avantageuſement de nos explois, qu'autant qu'Elle les croira ſynceres ; qu'à cet fin Elle nous enjoignoit d'arranger nos recherches & decouvertes de façon, qu'on put aiſement ſe convaincre que dans tout noſre beſoigné il ne ſe trouve rien d'impoſant.

Pour une entrepriſe ſi ſerieuſe, qui intereſſoit ſi avant le bien du Public & l'honneur de la Faculté, nous n'avons pas crûs pouvoir nous borner aux obſervations faites ſur les lieux ; nous avons jugés qu'il falloit de plus employer dans le laboratoire du Profeſſeur de Chymie, tout ce que cette Science jointe à la Phyſique experimentale four-

nit de lumiere fur cette matiere, dont plufieurs epreuves fe trouvent au Chapitre 2.

Les chofes etantes ainfi difpofées, Monf.
Rega mit fa differtation fous preffe; pour
moy je me crû exempt de ce foin, jufqu'à
ce que fon Excellençe Monfeig˙˙ le Comte
de HARRACH daigna me fair entendre qu'-
une autre Differtation en langue Françoife
fur le meme fujet, pouroit être utile au Public : je compris fa volonté, & tachais d'y
fatisfair : Heureux fi j'ay l'avantage de remplir fes veuës.

J'efpere au moins que j'aurais celui d'apprendre qu'on nous fait la juftice de ne nous
imputer ny flattrie ny complaifance; puifque quand bien meme l'honneur & la con-
fcience auroient put nous manquer dans une
affaire de cette importance, encor aurions-
nous etés retenus dans les bornes du devoir
par les fages & judicieufes precautions de
S. A. & de fon Miniftre.

Du refte le but principal d'une differtation en cette langue, ne pouvant être autre
que de mettre la matiere à la portée d'un
chacun, j'ay taché de m'y conformer autant
qu'il m'a eté poffible; foit en familiarifant
les experiences, leurs confequences, raifonnemens & conclufions; foit en établif-
fant une chaine de differens fujets qui la compofent; de forte que le Lecteur foit infenfi-

blement conduit de l'un à l'autre, & toujours soutenus d'une methode aisée & legere.
Fasse le Ciel que cette même Dissertation
puisse servir à developper les qualités &
merites de ces Eaux, de maniere que le
Public ne tarde plus à en ressentir tous les
avantages.

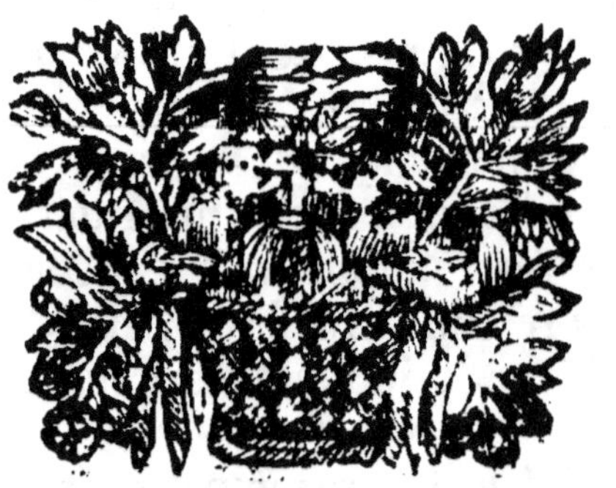

ORDRE
Et Sujet des Chapitres.

I. *A*Nalyſe des Eaux de Marimont faite ſur les lieux, y jointe la Declaration remiſe entre les mains de S. E. Monſeigr. le Comte de Harrach

II. *Autres Experiences faites à Louvain ſur le meme ſujet.*

III. *Autres faites à Marimont au mois d'Avril* 1741.

IV. *Principes des Eaux de Marimont prouvès & demontrês des experiences precedentes.*

V. *Maniere dont ſe forment & conçourrent enſemble les principes des Eaux de Marimont.*

VI. *Que les Eaux de Marimont ne contiennent rien de nuiſible, & que leurs principales vertus doivent être attribuées à l'eau & au Mars.*

VII. *Du plus dominant de tous les principes, qui eſt l'Eau : combien elle influe ſur la vie & la ſanté.*

VIII. *Que l'Eau ſimple eſt le remede le plus univerſel qu'il y eut dans la nature.*

IX. *Ce que c'eſt que le Mars : ſon action, ſes vertus.*

X. *Vertus des Eaux de Marimont établies tant ſur les experiences que ſur le raiſonnemens dans toutes les maladies, qui dependent d'obſtructions.*

XI. *Ce que c'est qu'obstruction ; ses causes & ses effets.*

XII. *De l'Hipochondrie. Que tous les differents Simptomes qui caractherisent & accompagnent cette maladie, dependent immediatement de l'obstruction de la Ratte (que les Anglois nomment splin) & autres parties comprises dans la capacité du ventre.*

XIII. *Que les Hippochondres inveterés ne peuvent esperer leur guerisons que des Eaux Minerales.*

XIV. *Proference des Eaux de Marimont sur baucoup d'auttres dans toutes les maladie qui dependent d'obstruction ; sur tout dans l'Hippochondrie.*

XV. *Que les pales couleurs & les maux de mere dependent presque toujours de l'obstruction de matrice, & pour cette raison trouvent un remede certain dans les Eaux de Marimont.*

XVI. *Que les Eaux de Marimont sont tres specifiques dans les maux de reins & la gravelle.*

XVII. *Maniere de boir ces Eaux & regime qu'il faut observer pour lors.*

XVII. *Que l'avantageuse situation de Marimont jointe au regime ordinair & au bon air qu'on y respir, contribuera infiniment à rendre les vertus des Eaux efficaces.*

CHAPITRE PREMIER

Analyse des eaux de Marimont faite sur lieux le 5. Aout 1740. & les jours suivans.

1. Uoyqu'on nous eut montré sur les lieux plusieurs sources, qui semblent minerales, nous nous sommes attachés dans nos experiences uniquement à celle, que les gens du lieux & des environs appellent communement la *Fontaine de Spa*, à raison de la parfaite resemblance qu'ils ont crue des long-tems y avoir entre l'une & l'autre, tant dans les qualités que dans les effets.

2. Nous avons trouvé cette Fontaine dans une prairie, au bas d'une coline, qui regarde l'Occident, ayant à l'Est-Sud (*a*) le Chateau de Marimont, separée du parc du dit Chateau, par le grand chemin.

3. La source tres abondante est reçüe dans un bassin assés large, d'ou elle s'ecoule incontinent dans un petit ruisau voisin, laisant dans tout son pasage les traces d'une tinture jaunâtre, dont la matiere de même couleur, qui s'apelle *Ochre*, se trouvoit abondâment dans le bassin de la Fontaine, d'ou nous l'avons prise pour servir à nos experien-

(*a*) *Entre l'Orient & le Midy.*

ces à **Louvain**, comme on voira dans le Chapitre
suivant.

4. l'Eau de cette Fontaine fort claire, transparente & même agreable à la vüe, portée de la source
aux narines donne une odeur souffreux, nidoreux, telle
à peu près que l'on aperçoit dans les œufs, qui se
corrompent.

5. Cette odeur diminue bien tot, & se perde
absolument en plein air : nous ne l'avons plus trouvée dans l'eau puisée dans la source, & transportée jusqu'au Chateau, quoyque le trajet soit fort
court, & que d'ailleurs les bouteilles eussent etés
sur le champs bien bouchées.

6. Le gout est assés semblable à l'odeur, different cependant par sa ferruginosité, je dis *gout de
fer* un peu astringent.

7. l'Un & l'autre persistent quelque tems, sur-
tout l'astriction, apres l'avoir büe, & encor plus
si on en a rinsé la bouche.

8. Les renvoies qui surviennent presque toujours peu de tems apres, representent le même gout
la même odeur.

9. La Noix de Galle melée avec cette Eau la
teint subitement d'un brun-pourpre, qui augmente
visiblement pendant l'espace de quelques minutes.

10. Si l'on jette cette eau du verre, pour y recevoir de la nouvelle, sur la même poudre re-
stante, la couleur n'en est que plus vive &
plus subite.

11. La meme chose arrive, si l'on jette une seconde fois l'eau avec la susditte poudre, & qu'on
puise à la source avec le même ver. Pour lors la
couleur est d'un beau pourpre transparent, &
tres agreable à voir ; quoyqu'il ny eussent que
quelques parcelles de Noix de Galles restées attachées aux parois du ver.

12. Le même verre conserve la couleur de pourpre apres les experiences.

13. Les feuilles de chêne concaſſées donnent la même couleur.

14. Cette Eau n'imprime aucune marque au papier rendus bleu par la ſolution du tourneſol.

15. Lorſqu'on y mele une ſolution d'argent faite avec l'eau forte, elle ſe trouble ſur le champs, paſſe ſucceſſivement d'une couleur cendrée a un brun-rougatre, qui rend l'eau opâque.

16. Le ſel de tartre y eſt bientôt diſſous ſans occaſionner le moindre changement dans la couleur ny dans la conſiſtence.

17. l'Huile de tartre par defaillance fait la meme choſe, ſans autre changement que dans le gout, qui eſt celuy du ſel.

18. C'eſt la meſme choſe de la liqueur du nitre fixe.

19. C'eſt la meſme choſe du ſel ammoniac, & de ſon eſprit.

20. La ſolution du ſublimé corroſive ne la trouble point, & beaucoup moins la precipite.

21. Par le melange de l'huile de chaux elle paroit venir bluâtre.

22. Le vinaicre diſtillé, l'eſprit de nitre, & de vitriol ny occaſionnent aucun changement.

23. Cette Eau evaporée juſqu'a deux tiers ne ſe change plus par la noix de galle.

24. n'Imprime aucune tâche au papier bleu.

25. Le Sirop de Violettes la rend verdâtre.

26. Elle ne fermente pas avec les acides.

27. Tranſportée au Chateau & peſée à la balance, ſe trouve du même poid que celle du pouhon de Spa que nous avions avec nous.

28. Remarqué que nous n'avons peu examiner

son poid specifique à la Fontaine, comme cela se pratique ordinairement, parce que malheureusement nos Hydrometres etoient caffés.

29. Il n'y a cependant pas lieu de douter qu'elle ne soit notablement plus legere â la source. Son volatil en eft garant. Voyé 4. & 5.

30. l'Eau de la Fontaine tranfportée au Chatau dans de bouteilles ouvertes fe change encor par la Noix de Galles en couleur pourpre, mais beaucoup plus foible qu'à la Fontaine : encor l'experience doit-elle fe fair fur le champs.

31. Car celle qui fut tranfportée en plein jour dans des grands vafes d'airain ouverts ne reçut autre teinture de la noix de galle, que celle qui lui eft naturelle, ou grisâtre.

32. Lorfque cette eau a depofé au fond des vafes ou bouteilles quelque sediment, elle ne fe teint plus par la noix de galle.

33. Le laict melé & cuit avec l'eau de Marimont ne fe caille pas.

34. Cette eau, qui paffe tres fouvent par les urines, teint de noir, les excremens de ceux qui la boivent.

35. Avant de partir de Marimont nous avons fait evaporer dans des vas de terre vernis comme de coûtume, cinquante mefures d'eau, dont chaque contenoit trois livres & quatorfe onçes, c'eft à dire, prefque un pot.

36. Par cette evaporation nous avons obtenus une poudre d'un pale-jeaune au poid de fix dragmes.

37. Cette poudre laiffoit fur la langue quelque legere impreffion de fel. Elle nous a fervi pour les experiences rapportées au Chapitre fuivant.

38. En foffoyant la terre à defin de rencontrer quelque nouvelle fource, ou les veftiges des An-

çiennes, les ouvriers nous ont fait remarquer quelques pierres briliantes, qui nous ont parut étre la veritable mine de fer nomée *Pirite*. Voyé Pline livre 36. chap. 19.

39. Nous nous sommes munis des fragmens de cette pierre pour affermir â Louvain nos conjectures par des experiences convenables & raportées au chapitre suivant.

40. Un petit poisson transporté de son eau dans la source de Marimont en moins de sept minutes perde toute vigeur, & ne donne presque plus aucun signe de vie; sur le champs rendus à son eau, il ne faut pas moins d'une minute, pour qu'il semble passer de la mort à la vie, & successivement à son premier état. Cette experiencc a eté faite au plus grand froid du mois d'Octobre dernier. Remarqué que les poissons nous manquoient lorsque nous fumes sur les lieux.

DECLARATION

Remise entre les mains dé son Excellence Monseigneur le Comte de Hartach ensuite des experiences cy dessus raportées.

NOus sousignés Docteurs & Professeurs en Medeçine dans l'Université de Louvain, conformement aux ordres de S. A. S. assistés du Professeur de Chymie & Deputés de la part de la Faculté declarons de nous être transportés sur les lieux des eaux de Marimont le 4. Aout 1740., & d'y avoir fait pendant plusieurs jours toutes les experiences tant Physiques que Chymiques, qu'on a coutume de fair dans ces sortes d'occasions; par lesquelles il nous conste d'une façon à n'en pouvoir douter que ces Eaux sont fort legeres, minerales, & participent de la nature du Mars : & par consequent qu'il y a tout lieu de croir qu'elles sont specifiques dans toutes les obstructions & maladies, qui en dependent : comme sont les maux de Ratte, de Reins & de la Veßie, & sur-tout ceux, qui dependent de la Gravelle, quoyqu'inveterés. Item dans les affections hipochondriaques, les maux de Mere, & autres Maladies des femmes. Le tout quoy se trouve confirmé par differentes épreuves, que plusieurs personnes atteintes des susdites incommodités en ont déja faites depuis longtems ; nous etant raporté tant sur les lieux que dans les environs par gens dignes de fois & de caracter, qu'ayant bues, les dites eaux pendant plusieurs années avec un regime convenable, elles en ont toujours resentit des effets très salutairs, n'ayant d'ailleurs appris dans aucun endroit que prises comme dessus elles auroient fait du mal à qui que ce soit : ce qui nous a paru tres conforme à leur nature douce & benigne, puisque l'Analyse ne nous a rien decouvert capable de violenter, mais au contrair tous principes conspirants à une action douce & temperée. De sorte que nous les jugeons en cela bien differentes de beaucoup d'autres, qui n'etant point appropriées aux cas precis, jointes à un regime tres rigide, ont coutume de faire beaucoup de mal ; au lieux que ceux cy dans pareilles rencontres passent rapidement par les urines, sans laisser aucune mauvaise impression. Nous jugeons de plus qu'etant puisées à la source, & remises dans des bouteilles sur le champs bien bouchées, elles sont tres propres à être transportées ; quoyqu'a la verité les effets en seront toujours plus certains sur les lieux.

H. J. REGA,
S. A. DE VILLERS,
D. SASSENUS, *Professeur de Chymie.*

CHAPITRE II.

Autres Experiences faites à Louvain sur le même Sujet.

1. LE 17. Aout nous nous sommes rendus dans le laboratoir du Professeur de Chymie, à dessein d'y fair l'Analyse du sediment. (*a*) Et de l'Ochre, (*b*) dont nous nous etions munis au retour de Marimont.

2. Par l'elixivation du sediment, qui etoit au poids de six dragmes (*c*) nous avons obtenus environ une demi dragme de sel.

3. Ce sel participoit d'un peu d'amertume.

4. Il étoit bien-tôt dissous a l'air humide.

5. Ne representoit au microscope nulle figure d'aucun sel connus, mais irreguliere & difficile a d'ecrir.

6. Trois grains de ce sel ont absorbé trois gouttes d'esprit de vitriol, apres une notable agitation, ebullition, rarefaction.

7. Trois autres grains du même sel melé avec autant de nitre pulverisé, & jetté sur une tuille ardente n'ont fait aucunne 1. detonation, 2. ni petillement, 3. fusion, 4. ni rarefaction 5. mais toute la masse est devenuë insensiblement noire.

8. Nous nous sommes proposé d'examiner s'il n'aprochoit pas de la nature des sels alcalis connus.

9. Outre les espreuves déja faites, nous avons remarqué que ce sel changoit la decoction de galles en liqueur grise-jeaune, ce que produict le sel de tartre formé de l'evaporation de l'huile de tartre par defailliance, mais baucoup plus eviden_

(*a*) *Voyé.* 35. 36. 37. pag. 12.
(*b*) *Voyé.* 3. pag. 9.
(*c*) *Voyé* 36. p. 12.

ment ; puiſqu'il change la dite decoction de galles en liqueur epaiſe, d'un gris blanc, avec precipitation d'une matiere griſe.

Noté que la quantité du ſel de tartre ſurpaſſoit de baucoup celle de nôtre ſel.

10. Ayant jetté de l'eau dans le ver, du quel s'eſt fait l'evaporation du ſel ſuſdit, & par ce moyen quelques parcelles reſtantes etant diſſoutes nous avons remarqué que cette eau rendoit le ſirop de violette verdâtre.

11. Ce ſirop de violette apres une nuict a paru baucoup plus verd, & même ſurpaſſer celuy dans lequel on avoit melé du ſel de tartre.

12. Ce ſel n'imprime aucune marque au papier bleu.

13. Apres un quart d'heur, il change en bleu (moins ſenſible) la couleur rouge imprimée au dit papier par l'eſprit du vitriol.

14. La ſolution du ſublimé corroſive blanchit par l'affuſion de ce ſel diſſous comme deſſus, & apres quelque têms laiſſe au fond une matiere blanche.

15. l'Eau forte dans la quelle on avoit diſſous l'argent, eſt rendue blanche par le melange de la ſolution du dit ſel : & apres quelques heures, a laiſſé au fond un ſediment gris ; la liqueur qui ſurnageoit étoit pourpre.

16. La même choſe eſt arrivée à l'eſprit de nitre dans lequel on avoit diſſous le mercur : excepté qu'icy le ſediment etoit blanc, & que la liqueur ſurnageante n'étoit pas pourpre.

17. Le même eſt arrivé du melange de la ſolution du ſel marin : excepté cependant qu'au dernier cas il s'eſt fait une ebulition.

18. La ſolution du ſel marin a blanchi ſur le champs avec precipitation d'une matiere blanche

ché , la folution de l'argent par l'eau forte.

19. La folution du dit fel fe trouble par l'affufion de l'huile de chaux , avec precipitation d'une
poudre grife : & apres une nuict on a remarqué que
quelque particules huileufes furnageoient

20. La matiere qui eft reftée dans le papier apres
la tranfcollation du dit fel (*a*) eft approchante
d'un gris-jeaune.

21. l'Aimant attire baucoup de parcelles de
cette matiere.

22. trois grains de cette matiere ont fermenté
fur le champ avec ebullition par l'affufion de
cinq gouttes d'efprit de vitriol, du quel melange ,
s'eft formé en fuite une efpece de coagulation , &
puis de nouveau une diffolution & turgefcence :
la faturation n'aiant eu lieu qu'apres l'affufion
de quinze gouttes du dit efprit de vitriol.

22. Ce melange nous a parut infipide , quoique l'odeur de l'efprit de vitriol fe fit encore fentir.

23. Cette terre melée avec partie égale de nitre , & jettée fur la tuille ardente , ou même dans
un Creufet ardent, n'a pas detonné, petillié, rarefié.

24. Il eft cependant refté dans le Creufet une matiere terreftre , qui a encore donné quelques particules à l'aimant.

25. La même chofe eft arrivée de cette matie-
tiere calcinée.

26. Ce-ci fait , nous avons paffé à l'examen de
l'Ochre , ou matiere jeaune qui fe depofe d'elle
même dans le baffin de la fontaine , dont nous
avions fait bonne provifion fur les lieux.

27. De cinq onces de cette matiere nous avons

B

(*a*) *Voié* 2. *p.* 15. *C'eft le refte du fediment , dont
on a oté le fel.*

obtenus huiĉt grains de ſel par elixivation, ſans compter ce qui s'eſt attaché au verre.

28. De ce ſel rien n'eſt attiré par l'aimant.

29. La ſolution du dit ſel donne une odeur deſagreable, tel qu'on remarque de l'expreſſion de cette eſpece d'inſeĉte dite en Latin *millepes.*

30. Etant gardée pendant une nuiĉt dans une bouteille ouverte, elle perd preſque toute ſon odeur.

31. Ce ſel a un gout ſalé.

32. Expoſé à l'air il ſe reſout facilement en matiere graſſe & glutineuſe.

33. Diſſous dans l'eau & filtré pluſieurs fois par le papier gris il prend la couleur d'une forte leſſive.

34. Ce ſel ſouffreux ne change pas le papier bleu.

35. Y laiſſe la tâche rouche faite par l'eſprit de vitriol.

36. Trois grains de ce ſel melés & pulveriſés avec autant de nitre, & jetté dans un Creuſet ardent détonnent ſubitement avec étincelles.

37. Trois grains du même ſel melés avec l'eſprit de vitriol, ne donnent aucune marque d'effervescence, quoyqu'ils euſſent paru à quelqu'uns un peu s'enfler : mais nous n'avons remarqué ni bulle, ni ſpumeſcence.

38. De ce melange s'eſt rependuë une odeur deſagreable, comme de pouriture, telle qu'on reſſent des vers de terre ſechés & pulveriſés.

39. La ſolution de ce ſel melée avec la ſolution d'argent, a formé d'abord une liqueur griſe avec precipitation d'une matiere blanchâtre.

40. La ſolution du même ſel ne ehange pas la decoĉtion de galles, mais apres une nuiĉt on a remarquè au fond une matiere jeaunâtre.

41. La ſolution de mercure dans l'eſprit de nitre melé avec ce ſel a occaſioné une precipitation d'une matiere jeaunâtre.

42. La solution du même sel melée avec l'huile de tartre par defailliance, apres une nuict, donne un sediment couleur de cendre.

43. l'Huile de vitriol melée avec la même solution fait precipiter une matiere blanche en guise de floccons.

44. Aiant calciné le sediment residus apres l'elixivation de l'Ochre pendant deux heurs dans un Creuset ardent, nous avons remarqué que la matiere inferieure & la plus calcinée, donnoit plusieurs parcelles à l'aimant; mais la partie superieure & moins calcinée baucoup davantage.

45. l'Ochre melée avec le nitre & jettée dans un Creuset ardent donne baucoup d'etincelles: detonne peu.

46. Nous avons cuit une once & demie de l'Ochre dans l'eau en y melant trois onces de sel de tartre, que nous avons ensuite filtrées plusieurs fois; apres quoi nous avons ajoûté autant de vinaigre qu'il en a fallut pour une pleine & totale saturation; c'est à dire jusqu'a ce qu'on à plus remarqué d'ebullition, ni effervescence aucune; d'ou s'est formé une precipitation d'une matiere, laquelle, étant remise sur une tuille ardente, a donné des étincelles.

47. Aiant recû de Marimont au mois de Septembre quelques bouteilles d'eau, qui n'etoient pas de mieux bouchées, on y a remarqué, quelques semaines ensuite, que l'eau étoit claire, transparente, sans odeur, & qui parut d'abord insipide; laissant cependant sur la langue une legere adstriction; qui duroit quelque tems.

48. Cette eau n'etoit plus changée par la noix de galle.

49. Le sirop de violette lui imprimoit une cou-

leur verdâtre, qui ne parut pas sur le champ; mais bien un quart d'heure apres, ou environ.

50. La même eau expofée au foleil dans un grand vafe de verre, ne s'eft point fitôt echauffeé que plufieurs bulles en guife de perle, ou parcelles de mercure vive, fe font elevées vers fa furface, dont quelques unes fe font attachées aux parois du vafe, d'autres fe font difperfées dans l'eau; & d'autres enfin font demeurées au fond, jufqu'a ce que la chaleur augmentant en degré les a en partie diffipées dans l'air; & celles qui font reftées, pendant la nuiĉt fe font brifées.

51. Lorfque ces bulles (50.) s'élevoient a la chaleur fufdite, il parut fe former un doux nuage d'une matiere de couleur cendrée, qui flottoit dans l'eau.

52. Cette matiere plus concentrée par l'affemblage de plufieurs parcelles formoit des floccons jeaunes, qui apres avoir etés quelques tems agités dans l'eau, & groffis par le concours de plufieurs de la même efpece, fe font precipités au fond du vafe; d'ou il eft refulté un fediment jeaune; qui, etant feché, forma une poudre tout à fait femblable à l'Ochre.

CHAPITRE III.

Autres experiences faites à Marimont au Mois d'Avril 1741. par les Doĉteurs & Profeffeurs Rega *&* De Villers *en prefence de* Mr. Manderlier *Medeçin & Confeillier de S. A. S. Deputé à la même fin.*

1. A notre arrivée à Marimont le vent etoit encore au Nord, ou il avoit regné pendant cinq femaines avec grande fechereffe & gelée noĉturne:

le Barometre cependant extrememcnt baiſſé nous annonçoit dans peu pluie ou neige ; l'une & l'autre ſont ſirvenues le lendemain apres midi ; mais qui ont eté de ſi peu de durée, que dès le deuxieme jour le Barometre a parut dans ſon élevation ordinaire, le vent etant à l'Oeſt & l'air fort temperé.

2. La Fontaine avoit été quelque temps enſevelie ſous les decombres d'une tour que la Cour avoit fait conſtruire pour ſa conſervation. Nous avons même remarqué dans le fond quantité de plâtre qui s'etoit detaché de la dite tour. A quoy il eſt aiſé de remedier en netteiant la Fontaine, dont la ſource tres abondante peut en fort peu de tems rendre une eau exempte de toute ſouillûre ; dont elle ſera preſervée à la ſuite en conſtruiſant ſon enceinte de pierres bleues ou de marbre. Au reſte la chûte de cette tour ne peut étre attribuée à la mauvaiſe qualité du fond, que quelques uns mal à propos, pour cette raiſon, ſuppoſent marecageux ; puis que nous l'avons trouvé ferme & ſolide ; & qu'il n'eſt pas nouveau de voir renverſer des batimens mal conſtruis ſur les terrains les plus fermes.

3. l'Odeur fouffreux (*a*) de la Fontaine etoit tres ſenſible, de même que de l'eau que nous y avons fait puiſer, qui s'eſt conſervée de manière, qu'au Chateau elle nous a encore parut forte, quoi que l'eau y eut été tranſportée dans des vaſes ouverts. Nous avons reconnus la même odeur, mais beaucoup plus foible, dans l'eau qui avoit reſté toute la nuict dans une Cruche ouverte.

4. Le gout (*b*) étoit auſſi augmenté, quoi qu'en moindre proportion que l'odeur.

B 3

(*a*) *Voié* 4. *pag.* 10.
(*b*) *Voié* 6. *pag.* 10.

5. Le Thermometre de Farentheyt (*a*) dans lequel le vif argent restoit en plein air à 9. heurs du matin sous le nombre 42., a monté jusqu'au nombre 48. pendant l'espace de quatre minutes, que le dit Thermometre a été plongé dans l'eau puisée à la source.

6. Le grand Thermometre fait avec l'esprit de vin (*b*) qui restoit en plein air à la même heure sous la neuvieme ligne, plongé dans la source pendant cinq minutes est monté jusqu'à la ligne 14. Remarqué que l'espace compris entre ces lignes est un demi-pouce, & par consequent que l'esprit de vin est monté deux pouces dans ce Thermometre en si peu de têms.

6. La même chose est arrivée à cinq heurs apres midi, mais plus vite; l'esprit de vin aiant monté cinq lignes pendant deux minutes.

7. l'Eau transportée au Chateau, apres quelques heures, n'a fait monter le thermometre que trois lignes pendant quatre minutes.

8. Celle qui avoit resté toute la nuict dans un vase exposée à l'air a fait monter l'esprit de vin dans le même thermometre une ligne; c'est a dire un demi-pouce.

9. Celle qui fut transportée au Chateau le lendemain dans de Cruches oûvertes, & sur le champ exposée au Thermometre susdit, a fait monter l'esprit de vin quatres lignes, ou deux pouces.

10. Nos petits hydrometres etant brisés en chemin, nous n'avons pû peser l'eau qu'avec la ma-

(*a*) *Decrit par Boerhave elem. chym. t. 1 tab. V n. 4.*
(*b*) *Semblable à celuy que decrit Boerhave Chymie T. 1. tab. V. Icon. 2.*

chine (*a*) des *Gravefanae* raportée à la tab. XXX. fig. 4. de fes elemens de phyfiques.

11. Cette machine plongée dans l'eau de pluie qui venoit de tomber avec la neige a demeuré en

(*a*) *Cette machine confifte en deux globes : l'un d'airain, l'autre de verre, dont celuy-la furpaffe celui ci en poids par un certain nombre des grains connus. On attâche l'un & l'autre refpectivement au deffous des deux baffins d'une balance au moien des crochets qui s'y trouvent. On foutient la balance au deffus de l'eau laiffant plonger toute la furface du globe de verre dans l'eau, en evitant qu'il ne repofe fur le fond du vafe : çela etant, on remarque fi les baffins de la balance fe trouvent en equilibre ou quel des deux furmonte l'autre: dans ce cas on procure cet equilibre en ajoutant autant des grains qu'il en faut fur le baffin qui s'eleve. Cela pofé, il eft evident que la liqueur eft d'autant plus legere qu'il faut moins d'ajoute pour fair defcendre le globe de verre ; & encore plus s'il faut des ajoutes au globe d'airain pour procurer l'equibibre ; de forte que pour ne point embaraffer le Lecteur par des calculs & re-flexions genantes, il fuffit pour determiner la legerté des eaux de Marimont, d'établir un point fixe, auquel on puiffe rapporter nos experiences. Par exemple tout le monde connoit la legerté de l'eau de pluie & de l'eau diftillée : celle ci ne donne l'equilibre que parmis deux grains ajoutés au globe de verre ; elle eft donc plus pefante que l'eau de Marimont à la fource, qui donne l'e-quilibre fans aucune ajoute. l'Eau de Spa que nous avions tranfportée n'a donné l'equilibre que parmis cinq grains ajoutés au globe de verre ; elle eft donc plus pefante que celle de Marimont à la fource, ou tranfportée au Cha-teau : elle eft egale à celle de Marimont qui a refté pendant une nuict dans des Cruches ouvertes &c.*

B 4

equili-

equilibre à la balance parmi trois grains ajoutés du coté du globe de verre.

12. Elle a resté en equilibre sans aucune ajoutte à la fontaine.

13. Transportée au chateau & pesée sur le champ par le même hydrometre, a demeuré en equilibre en ajoutant deux grains à la balance d'où pendoit le globe de verre.

14. Celle qui avoit demeuré toute la nuict dans un pot ouvert donnoit l'equilibre parmi cinq grains du coté du globe de verre.

15. l'Eau de Spa que nous avions en bouteilles resta aussi en equilibre parmis cinq grains du coté du globe de verre.

16. Comme nous avions donné commission de faire geler l'eau de Marimont dans des pots ou vases, pour pouvoir examiner si elle se geleroit toute entiere on en partie; & dans ce cas ce qu'il arriveroit de la portion concentrée. On nous a rapporté sur les lieux qu'au grand froid de cet hiver, cette eau puisée dans des Sceaux, exposée à la gelée les a fait crever.

17. Qu'ensuite pour conserver les sceaux, on eut la precaution d'en oter la masse congelée lorsqu'elle fut formée par tout de façon qu'il n'y avoit que l'interieur de cette masse qui conservoit une portion exempte de congelation, laquelle on pouvoit aisement apercevoir au travers de la glace.

18. Cette portion diminuant toujours au grand froid a enfin brisé la glace, & s'est perdue. Voila ce qu'on nous a rapporté sur les Lieux.

19. Monf. Trico Medecin à Nivelle nous a dit de plus pour circomstances que la portion concentrée non congelée, remise dans une bouteille a dabord

(*a*) *Voié* 18.

parut travailler par une agitation inteſtme & très viſible : qu'aiant poſé la même bouteille dans un lieu frais, ou on eut ſoin de ne point faire de feu, ladite bouteille s'eſt briſée.

20. Les autres experiences que nous nous etions propoſées de faire ſur les lieux conſiſtoient dans la diſtillation & la machine pneumatique, ou du vuide. Mais malheureuſement malgrés toutes nos precautions notre Cucurbite de verre, de même que la cloche pneumatique ont étés caſſées en chemin. Pour ſuppléer à ce défaut autant qu'il étoit poſſible, nous avons fait chercher à Binche une Cucurbite, & un verre tels qu'ils pouvoient s'y trouver.

21. La Diſtillation nous a donnè une liqueur tranſparänte, d'une odeur déſagreable, d'un gout moiſis, & corrompus. Ce que nous avons attribué au defaut de la Cucurbite. Au reſte nous n'avons rien remarqué de ſpiritueux.

22. Le verre que nous avions pour ſuppléer à la machine du vuide n'étant point grand, nous n'avons pû placer deſſous qu'un petit verre plein d'eau puiſée à la ſource. Apres pluſieurs coups de pompes nous avons remarqués dans le fond de ce petit verre une agitation ſemblable à une legere fermentation, d'où s'élevoient inſenſiblement pluſieurs parcelles vers la ſuperficie, qui ètoient ſuivies des petites boulles d'eau.

23. Pour verifier l'experience rapportée au nombre 40. du Chapître precedent. Un Seigneur (*a*)

(*a*) *Monſieur de Gognies Prevot de Binche & Seigneur du Faït, outre les politeſſes, dont il nous a comblés, s'eſt de plus offert tres gratieuſement à nous faciliter autant que poſſible, tous les explois de notre commiſſion.*

des environs nous a envoyé par son Domestique Perco, Ecrevisse, & Carpe.

24. Le premier de ces poissons plongé dans la source de Marimont pendant trois minutes a perduë toute vigueur, se laissant emporter par l'agitation de l'eau, sans autre mouvement de sa part ; restitué à l'eau de riviere y a languit fort long-têms, de façon que nous n'avons pûs remarquer s'il recuperoit son premier état.

25. Un moindre Perco mis dans le canal qui d'écoule de la source, n'a pas sitôt perduë sa vigeur, ni si longtêms languis rendus à son élement.

26. l'Ecrevisse aiant resté un quart d'heure dans la source a continué de nager & de s'agiter. On a cependant remarqué pour lors que ses pinçes avoient moins de force.

27. Une grosse carpe plongée dans la source de Marimont y est restée un demi-quart d'heure sans que nous eussions rien pûs remarquer de fort sensible à son egard. Nous comptions pouvoir determiner le tems qu'elle y auroit restée en vie, si l'avidité de quelque Manant ne nous eut pas furtivement privé du fruict de cette experience.

28. Nous nous étions munis de deux pierres humaines ; l'une des Reins, l'autre de la vessié. Celle-la pesoit quinze grains : Celle-ci cinq dragmes & demi.

29. Nous avons laissé la grosse dans la source de la Fontaine pendant une nuict toute entiere ; au sortir de la quelle elle ne pesoit plus que quatre dragmes & demis, un scrupule & six grains : d'ou il suit qu'elle est diminuée de trente quatre grains.

30. Nous avons laissé l'un & l'autre de ces pier-

res entre les mains du Sr Fontaine Concierge du
Chateau, avec commiſſion de les faire tremper
quelque têms dans l'eau de ſource pour voir ce
qui en arrivera.

31. Nous avons reiteré pluſieurs experiences
raportées au Chapitre precedent, qui nous ont toutes
reuſſiés comme devant, avec cette ſeule difference,
que la tinĉture de la noix de galle n'a été ny ſi ſubite,
ny ſi forte.

32. La même choſe eſt arrivée de la ſolution
d'argent par l'eau forte; la precipitation n'aiant
eut lieu qu'un demi-quart d'heure enſuite.

CHAPITRE IV.

Principes dés eaux de Marimont prouvés & de-
monſtrés des experiences precedentes.

1. LE plus dominant de tous les principes, qui
compoſent les eaux de Marimont, eſt une
eau claire & ſubtile, qui ſurpaſſe en legerté l'eau
de pluie; d'autant que, quoi qu'unie avec tous
les autres principes, tant martiaux que terreſtres,
& ſels fixes, qui augmentent indubitablement ſon
poids, elle eſt à la ſource plus legere que l'eau de
pluie (a) que l'eau diſtillée (b) : tranſportée & expoſée au plein air pendant une nuit tout entiere elle
eſt encore auſſi legere que celle du Pouhon de Spa. (c)

2. La proportion de cette eau à l'egard de tous
les autres principes enſemble eſt au moins comme
24000 à 1. Sauf un calcul plus exaĉt, dont la
juſteſſe eſt d'autant plus difficille à atteindre, que
cette eau renferme beaucoup de volatils, qui ne

(a) *Voié n.* 10. 11. 12. *pag.* 23.
(b) *Voié a ibid.*
(c) *Voié n.* 15. *pag.* 24.

peuvent fe concentrer : du refte, ce qu'il y a de fenfible fe trouve au poids de fix dragmes, ou environ,
fur cinquante pots d'eau (*a*) : d'ou chacun peut
aifement conclure combien l'eau domine fur tous
les autres principes.

3. Outre la fubtilité & legerté propre à toute
fa fubftance, elle contient beaucoup d'air plus fub-
til que celui qui nous environne, lequel eft neanmoins 800. fois plus leger que l'eau commune.

4. Cet air difperfé dans l'eau ne peut manquer de la rendre tres mobile.

5. Les autres principes, qui combinés avec cette
eau, la rendent minerale, font de deux efpeces :
fçavoir les uns tout à fait volatils : les autres fixes, ou moiens.

6. Ceux-la font un fouffre & un vitriol. Je paffe
le principe etherein, dont il eft fait mention plus
haut.

7. Le fouffre fe fait fentir d'une maniere à n'en
pouvoir douter, tant par le gout que par l'odorat.
Voyé n. 4. 6. pag. 10.

8. Sa volatilité fe prouve également bien par le
peu de tems, que l'eau expofée à l'air, con-
ferve cette qualité. Voyé 5. ibid.

9. La preuve du Vitriol volatil ne femble pas
dabord de la même force ; il faut du raifonnement,
& un peu de conjecture : mais à l'aide de l'un &
de l'autre, on en vient facilement about.

10. On entend icy par *Vitriol* un mars diffous
par quelque acide : il fera volatil s'il fuit de foi
même, ou au moindre degré de chaleur, ou de
mouvement.

11. Il n'y a pas lieu de douter que le Mars,

(*a*) *Voié* 35. 36. *pag.* 12.

dont l'exiſtence eſt prouvée dans cette eau (*a*) claire, ſubtile, & tranſparante, n'y ſoit diſſous & ſuſpendus par quelque acide : ſans quoi il ſe precipitroit, rendroit l'eau trouble: en un mot ne s'y ſoutiendroit pas. Voila donc le Vitriol prouvé.

12. Cette acide diſſolvant ne peut d'aucune façon ſe concentrer ou tomber ſous les ſens : d'ou il ſuit. 1. Que le Vitriol n'eſt pas fixe. 2. Que l'acide diſſolvant eſt volatile.

13. Il eſt encor tres probable que le même acide ne defferre en rien de celui qui frappe l'odorat en fuiant (*b*) ; d'autant plus qu'il exiſte, qu'il ſuffit pour cet effet ; & que d'ailleurs on n'en peut manifeſter aucun autre.

14. La queſtion ſe reduit donc à ſcavoir ſi cette acide en fuiant entraine avec ſoi le Mars, auquel il eſt unis : ou s'îl ſe degage ſimplement & laiſſe voltiger ou tomber au fond de l'eau le dit Mars ſeparé de ſon acide.

15. Dans le premier cas, le Vitriol ſeroit volatil: dans le ſecond, il ne ſera nî volatil, nî fixe, mais moien : ou ce que les Chimiſtes apellent. *Demi-Volatil.*

16. Le ſecond cas a indubitablement lieu a l'egard d'une certaine & modique portion de mars qui ſe trouve dans le fond des bouteilles. Voyé *n.* 32. *pag.* 12.

17. Item a l'egard d'une autre qui ſe trouve enſuite de l'evaporation. Voyé *pag.* 12. *n.* 35.

18. Le mars ci devant unis a l'eau au moien d'un acide (*c*) compoſoit un Vitriol (*d*) qui n'eſt

(*a*) *Voié pag.* 10. *n.* 6. 7. 9. 10. 11. 12. 13. 15. *Item* 34. *pag.* 12. *Item* 44. *pag.* 19.

(*b*) *Voié pag.* 10. *n.* 5.

(*c*) *Voié n.* 11. *pag.* 28.

(*d*) *n.* 10. *pag.* 28.

pas *fixe*, puiſqu'il ne paroit pas tel a nos yeux : qui n'eſt pas *Volatil*, puis qu'il n'eſt pas entrainé par l'acide : il eſt donc moïen ou demi-volatil, & ſoutenus par un acide ſi volatile, & ſi peu engagé dans le mars ſuſpendus dans l'eau, qu'il s'en fuit à la premiere occaſion. Voié n. 30. 31. 32. p. 12.

19. Le premier cas (j'entens le Vitriol volatil) eſt encore plus facile a prouver.

20. Cette preuve ſe tire d'une maniere inconteſtable, des experiences rapportées ailleurs. (*a*) Par leſquelles il conſte que les eaux de Marimont, qui ont reſtés quelque tems expoſées au plein air, contienent fort peu de mars, quoi qu'elles n'euſſent rien depoſé de ſenſible au fond du vaſe.

21. Ce mars ci devant ſi abondant que les eſpreuves en étoient tres ſenſibles, quoique la matiere en fuſſe tres modique (*b*) ne ſe trouve plus : que ſera-t-il devenus ? Il eſt ſans doute emporté par l'agitation & la liberté du plein air.

22. On trouver des preuves plus convaincantes d'un mars abondant & volatiliſé au moyen de quelque avide ? Ce qui fait le Vitriol.

23. Il n'eſt dont point étonnant que les eaux de Marimont étalent au yeux des curieux ſi peu de mars, que de ſix dragmes qui ſubſident par l'évaporation d'environ cincquante pots d'eau, le mars, entre pluſieurs autres ſubſtances, ſoit encore la portion la moins conſiderable. Voyé n. 20. 21. p. 17.

24. Ce ſeroit manquer groſſierement que de n'attribuer aux ſuſdites eaux que le mars qu'on y decouvre ; puiſqu'il eſt prouvé qu'elles contiennent en grande abondance un volatil martial, qui ne peut ſe concentrer.

(*a*) *pag.* 12. *n.* 30. 31. 32.
(*b*) *Pag.* 10. *n.* 10. 11. 12.

25. De forte qu'il n'y a proprement que la portion du mars la plus groffiere & la moins efficace qui tombe fous les fens. Au lieu que la plus
fubtile & la plus deliée , ou , pour ainfi dire,
Alcolifée , dont la force & les vertus font fi efficaces en milles rencontres, furpaffe de beaucoup
tous les autres principes enfemble, horfinis l'eau.

26. Oui j'ofe le dire , & je dois le dire ; je
n'en connois point dans toute l'Europe , dont le
mars fut fi abondaht & fi volatil : j'en appelle
aux experiences ci-devant raportées , qui doivent
être d'autant moins fufpectes , qu'elles font à la
portée de tout le monde (a)
J'en appelle aux raifonnemens ici joins , dont
l'évidence eft frappante.

27. Paffans des principes volatiles aux fixes,
nous trouvons en premier lieu le mars , dont la
preuve eft fans replique par la pierre d'aimant.
Voié *pag*. 21. *n*, 17.

28, Rien d'ailleurs ne manque pour rendre cette preuve complette, s'il eft vrai qu'elle eut befoin de quelque confirmation. Le baffin de la fontaine , tout le coulant de l'eau jufqu'à bien
avant dans le ruiffaux joignant, contient une matiere jeaunâtre, qu'on nomme *Ochre* , qui donne
la même preuve de l'exiftence du mars. Voié *pag*.
19. *n*. 44.

29. Il n'y a pas jufqu'a la matiere ferrugineufe,
telle que la minne de fer le prefente , qui ne concourre à rendre cette preuve inconteftable. Voié *n*.
38. *pag*. 12.

30. Apres le mars, fuit le fel fixe de deux efpece, dont l'un fe tire de l'eau par evaporation ;
l'autre de cette terre jeaunatre , qu'on appelle
ochre.

(*a*) *Voyé pag*. 10. *n*. 6. 7. 8. 9. 10. 11. 12. 13. 30. 31. 32.

31. Chaque de ces sels a ses qualités singulieres : celui de la fontaine , qui se tire par évaporation, &c. donne des preuves certaines d'*Alkali.*
Plus fortes que le sel de Tartre. Ibid.

32. Qu'importe que son goût amer soit different du sel de Tartre, & autres Alcali fixe ? Qu'importe que la couleur du precipité de la solution du
sublimé corrosive denotte aussi quelque difference ?
De même que son melange avec l'esprit de nitre,
dans lequel étoit dessous le Mercure ? Toutes ces
differences peuvent dependre d'une certaine modification qui lui est propre, sans alterer sa nature.

33. Il n'y a que l'huile de chaux qui semble
anoncer que le sel Alcali contient quelque acide
vitriolique.

34. Quoiqu'il en soit, on ne peut douter que ce
sel ne soit un puissant Alcali ; puisque trois grains
suffissent pour adoucir trois goutes d'esprit de Vitriol. Voié 6. *pag.* 15.

35. Ce sel d'ailleurs ne donne preuve d'aucun
souffre. (*a*) Je le considere donc comme un Alcali
pure , dont toute l'action, ou au moins la principale se reduit à cette qualité.

36. Il n'en est pas tout à fait ainsi du sel de
l'*Ochre.* (*b*) Celui-ci donne des preuves évidentes
de souffre. (*c*) Au lieu qu'il n'en donne presque
point d'Alcali. Voié *pag.* 18. *n.* 34. 35. 37.

37. Puisqu'il vient de la même source , il ne
peut y avoir autre difference , que celle qu'il a
acquise dans le bassin de la fontaine, exposé au
plein

(*a*) *Voié pag.* 15. *n.* 7.
(*b*) *Voié pag.* 17. *n.* 27.
(*c*) *Voié pag.* 18. *n.* 29. 32. 36. *pag.* 19. *n.* 46. *pag.*
17. *n.* 19.

plein air avec tous les autres principes. C'eſt donc un nouveau compoſé qui s'eſt fait au depend de la decompoſition des ſuſdits eaux. Voila ce qui fait qu'on ne peut raiſonner des qualités d'un ſel à l'autre.

38. Au reſte je doute fort, ſi dans l'operation des eaux, on peut compter ſur des effets bien ſenſibles du ſel ſuſdit ; dautant que ſa quantité eſt tres modique : ſçavoir deux ou trois grains ſur une chopine d'eau.

Quantité d'ailleurs ſur laquelle on a pû d'autant moins ſe tromper, qu'étant ſixe, rien ne s'eſt évaporé ; étant ſel, il s'eſt entierement livré à l'eau, dont on s'eſt ſervi pour la diſſolution & Criſtalliſation.

39. Outre ces principes nous avons reconnue une terre abſorbante, ou Alcaline. (*a*)
Cette terre contient encore des parcelles de fer. Voié *pag.* 17. *n.* 21.

40. Un autre principe, dont la demonſtration n'eſt pas ſi facile, quoiqu'on ne puiſſe gueres en douter, eſt le ſouffre des deux eſpeces ; l'un fixe, l'autre Volatil.

41. La preuve de celui-ci ſe manifeſte par le gout & l'odorat. Voié *pag.* 10. *n.* 4. 5. 6.

42. La preuve de celui-la ſe trouve à l'experience rapportéeà la *pag.* 10. *n.* 19.

43. Il eſt vrai, que le ſel l'Ochre en fournit encore une autre preuve ; mais, comme nous avons déja dit, on ne peut raiſonner de l'Ochre au contenu des eaux, ſinon avec cette precaution, que les principes des eaux pour former l'Ochre ſubiſſent quelque alteration.

44. Ce nonobſtant il faut convenir, que le ſouffre, qui ſe trouve dans l'Ochre, fut origi-

C

(*a*) *Voié pag.* 17. *n.* 20. 22.

nairement dans l'eau de la Fontaine; n'étant point apparent , qu'aucune alteration eut pût former un souffre, qui n'étoit pas. Ce n'est donc qu'un nouvel arrangement , ou combinaison des mêmes principes , dont l'explication sera plus ample au Chapitre suivant.

Conséquences tirées des experiences du Mois d'Avril 1741.

1. LEs nouvelles experiences que nous fimes à Marimont au Mois d'Avril (*a*) 1741. & le different succés de quelques unes des precedentes fourniffent matiere à quelques nouveaux raifonnemens.

2. En premier lieu nous y avons trouvé un souffre volatil beaucoup plus abondant & plus penetrant; puifque l'odeur étoit plus forte & se confervoit pas feulement dans l'eau trsnfportée au Chateau dans des vafes ouverts , mais même se foûtenoit encore après que l'eau avoit resté pendant une nuict expofée à l'air. (*b*) Au lieu qu'au mois d'Aout (*c*) dernier fon odeur se foûtenoit à peine (*d*) quelques minutes, & ne se trouvoit même plus dans l'eau tranfportée au Chateau dans des bouteilles bien bouchées. (*e*)

3. La raifon de cette difference me paroit affez fenfible de plufieurs chefs. Sçavoir 1. (*f*) la grande fecherefle. 2. le vent du Nord & les gelées nocturnes. La fecherefle fournit moins d'eau à la fource, occafione par confequent une plus forte pro-

(*a*) *Voié pag.* 20. *n.* 1. *& 2.*
(*b*) *Voié pag.* 21. *n.* 3.
(*c*) *Tèms de la premiere Analyfe.*
(*d*) *Voié pag.* 10. *n.* 5.
(*e*) *Ibid.*
(*f*) *Voié pag.* 20. *n.* 1.

portion entre les principes mineraux (*a*) & l'eau.
D'un autre côté le vent du Nord & les gelées diſſi-
pent beaucoup moins le volatil ; de ſorte que ſi l'on
fait attention que l'Analyſe du Mois d'Aout avoit
eté precedée des pluies fort frequentes, on n'aura
point de peine a comprendre pourquoy ce principe volatil , mineral , & martial y étoit pour
lors beaucoup moins ſenſible.

. 4. C'eſt à la prodigieuſe quantité de ce princi-
re ſouffreux volatil , qu'on doit attribuer la ſurpre-
nante élevation de l'eſprit de vin dans le Thermometre. (*b*)

5. Cette élevation prouve inconteſtablement
un degré de chaleur proportioné, & par conſequent
ſuperieur a beaucoup d'autres eaux de cette nature.

6. Tout le monde ſçait que la chaleur a pour
objet le ſouffre, ou ſon principe agité : rien donc
n'eſt plus ſimple & plus naturel, que la raiſon de
ce Phenomene apres qu'il eſt prouvé que le principe ſouffreux, mineral, & volatil eſt tres abondant dans l'eau de Marimont.

7. Cette explication eſt miſe hors de conteſtation
par la combinaiſon de toutes les autres experiences faites au même ſujet, par les quelles il conſte
que l'élevation du dit Thermometre a diminué à
proportion, que le ſuſdit principe ſouffreux mineral & volatil étoit évaporé. C'eſt pour cette raiſon, que l'eau de Marimont tranſportée au Chateau apres quelques heures de repos n'a fait monter le Thermometre que trois lignes pendant quatre minutes. (*c*) C'eſt pour la même raiſon que
celle qui avoit reſté toute la nuict dans un vaſe

C 2

(*a*) *Voié pag.* 27. *n.* 2.
(*b*) *Voié* 6. *pag.* 22.
(*c*) *Voié* 7. *pag.* 22.

expoſé à l'air, ne fit monter le Thermometre qu'une ligne. (*a*)

8. Il eſt bon de remarquer auſſi, que cette eau tranſportée avoit logé dans des chambres ou l'on couchoit, dont l'air par conſequent étoit échauffé; ce qui ne pouvoit manquer de lui communiquer un nouveau degré de chaleur : ce nonobſtant le Thermometre montoit beaucoup moins qu'a la Fontaine; preuve certaine que le principe ſouffreux volatil echauffe beaucoup.

9. On doit encore ici reconnoitre une nouvelle preuve de ce que j'avance à la pag. 31. n. 26. ſçavoir qu'il ſe trouve peu d'eau ferrugineuſe dans toute l'Europe, dont le principe mineral & volatil ſoit ſi abondant.

10. Un autre preuve de ſa volatilité & legerté ſe tire des experiences faites avec l'hydrometre de *s'Graveſande* (*b*) par les quelles il eſt demontré, que l'eau de Marimont puiſée à la ſource & peſée ſur le champ ſe trouve plus legere que l'eau de pluie (*c*) que l'eau diſtillée, (*d*) & que tranſportée au Chateau & peſée pour lors, quoi qu'un peu plus peſante qu'a la ſource, elle eſt cependant encore du même poids que l'eau diſtillée, & un peu plus legere que l'eau de pluie. (*e*)

11. De ſorte que nos conjectures faites au mois d'Aout precedent à raiſon du defaut d'inſtrumens (*f*) ont étés verifiées à la lettre; & le poids des eaux de Marimont miſes en balance avec celle du

----

(*a*) *Ibid.* 8.
(*b*) *Voié lettre* (*a*) *pag.* 23.
(*c*) *Ibid. n.* 11.
(*d*) *Ibid.*
(*e*) *Pag.* 24. *n.* 13. *n.* 23. *lit. a*
(*f*) *Voié pag.* 11. *n.* 28. 29.

Pouhon de Spa trouvé également conforme (*a*) d'autant que nôtre hydrometre de *s'Gravefande* a reſté en équilibre parmis cinq grains ajoutés au globe de verre, tant dans l'eau du Pouhon de Spa que dans celle de Marimont (*b*) quoique l'experience ſe fit !ors que celle-ci avoit reſté toute la nuiĉt expoſée à l'air.

12. Le principe ethereen, volatil, elaſtic des eaux de Marimont ſe prouve encore d'une maniere inconteſtable par la congelation, qui s'en eſt faite à nôtre requiſition l'hiver dernier. (*c*)

13. Cette portion, qui s'eſt concentrée (*d*) dans les vaſes deſtinés à cette fin, étoit ſans doute compoſée de ce que les eaux de Marimont ont de ſpiritueux.

14. Le fracas des ſceaux & de la glace (*e*) nous annonçe l'elaſticité, ou la violence avec la quelle ce principe reſerré & concentré cherche à ſe debander. Qualité qui n'appartient qu'a l'air. C'eſt pour cette raiſon que la glace eſt toûjours d'un volume plus étendu, que l'eau dont elle s'eſt formée. C'eſt pour la même raiſon, que ladite glace augmente toûjours en volume à proportion que la gelée eſt plus forte : c'eſt auſſi ce qui fait crever les arbres lors que les hivers ſont trop rudes.

15. l'Air qui ſe trouve dans l'eau & dans tous les ſucs des vegetaux n'etant point de nature à pouvoir jamais ſe geler, eſt chaſſé de tous les interſtices de l'eau & des ſucs ſuſdits ; il fuit toûjours

C 3

(*a*) *Voié pag.* 11. *n.* 27.
(*b*) *Voié* 14. *&* 15. *pag.* 24.
(*c*) *Ibid. n.* 16.
(*d*) *Ibid.* 13.
(*e*) *Ibid.*

ou la resistance est moindre, & par consequent au centre des liqueurs qui est le dernier à se geler ; concentré & pressé par la glace, attendu son elasticitè, il se trouve dans un état de contrainte & de violence, semblable à un arc qu'on flechit malgré sa resistance, il se debande & repousse les objects premierement les plus voisins & successivement les autres.

16. Cette reaction de la part de l'air comprimé comme dessus est toujours proportionée à son volume, ou à la force qui le comprime : puis donc que la gelèe cet hiver (*a*) n'a rien eu d'extraordinaire, & que d'ailleurs on n'a remarqué nulle part des effets semblables à ceux que nous presentent les eaux de Marimont congelées, on ne peut s'empecher de les atribuer à la grande quantité d'air qu'elles contiennent : outre que cela se trouve conforme aux autres experiences raportées (*b*) sur le même sujet.

17. l'Activité & la force des mêmes principes concentrés par la gelée ne scauroit mieux se prouver que par l'agitation intestine, qui a eté telle que la bouteille remise dans un endroit fort temperé, s'est brisée. (*c*)

18. Il seroit à souhaiter que ces principes concentrés par la gelée auroient pû venir jusqu'a nous ; peut-être à l'aide de quelques experiences aurions nous determiné quelque chose de plus positif sur leur nature.

19. C'est ce qui nous a engagé à exposer l'eau de Marimont à la distillation, quoique sans aucun fruit ; puisque nous n'y avons rien remarqué

(*a*) 1741.
(*b*) *Voié pag.* 20. *n.* 50.
(*c*) *Voié pag.* 24. *n.* 19.

de fpiritueux; aulli ne comptions-nous gueres fur cette operation, qu'on à prefque toujours tenté envain dans l'examen de differentes fources minerales & ferrugineufes, tant en France qu'ailleurs.

20. Nous nous flattions de quelque chofe de plus curieux à l'aide de la machine du vuide, ou pompe pneumatique (*a*). Les principes fpiritueux prouvés par tant d'experiences (*b*). Les bulles d'air qui s'etoient elevés par la Chaleur dans une eau tranfportée à Louvain (*c*), deftituées par confequent des principes les plus volatils (*d*) : en un mot la legerté de cette eau ferrugineufe nous faifoient efperer un fuccés plus fatisfaifant fur les lieux.

21. Aufli fommes nous dans la penfée que la chofe reufira â fouhait pour ceux, qui feront affez heureux d'y faire tranfporter tous les inftrumens fains & fauves ; ce que nous avons vû (*e*) n'eft qu'un echantillon de ce qui fe fera voir lorfque la cloche pneumatique fera affez ample pour pouvoir loger deffous un verre qui contienne une quantité d'eau raifonable : rien n'etant plus naturel que de croire l'eruption de l'air proportionée au volûme de l'eau qu'on emploie à cet effet.

22. J'Efpere au refte qu'on reconnoitra ici nôtre candeur & bonne foi à la maniere fincere, avec laquelle nous raportons le fuccés de nos experiences dans les chofes même, qui femblent effentielles : entres lefquelles on doit placer l'iteratif

C 4

(*a*) *Voie pag.* 25. *n.* 22.

(*b*) *Voié pag.* 10. *n.* 45. *pag.* 20. *n.* 50. *pag.* 21. *n.* 3. *pag.* 23. *n.* 4.

(*c*) *Voié pag.* 20. *n.* 50.

(*d*) *Voié pag.* 10. *n.* 5. *pag.* 19. *n.* 48.

(*e*) *Voié pag.* 25. *n.* 22.

des épreuves faites par la noix de Galle, (*a*) & la folution d'argent par l'eau forte.

23. De toutes les experiences que nous avons reïterées , il n'y a que ces deux dans lefquelles nous euffions remarqué quelques differences (*b*) fenfibles. Auffi confeffons nous qu'elles font de nature à ne pouvoir être gliffées, trop legerement ; dautant plus qu'à l'exception de la pierre d'aimant, (*c*) elles font de plus decifives pour prouver l'exiftence du Mars.

24. Nous avoüons donc que la teinture en pourpre à l'occafion de la noix de Galle n'étant pas fi forte, ni fi fubite, il femble fuivre que le principe martial n'y étoit plus fi abondant. On peut raifonner de même à l'égard du moindre fuccès du melange de la folution d'argent faite avec l'eau forte : ce qui nous parut d'abord fi fort & fi concluant, qu'il eût été capable de nous ébranler, fi le gout ferrugineux, que nous trouvions beaucoup plus fenfible, ne nous eût raffuré. Ce goût à la veriré étoit tel , qu'il étoit impoffible de s'y meprendre ; tant à la fource qu'au Chateau , tant dans des bouteilles fermées , que dans des vafes ouverts , dans lefquels l'eau avoit paffé la nuit. Nous avons remarqué le même gout à Louvain d'une maniere plus fenfible que dans celle de Spa , avec cette difference cependant qu'il ne fe fait pas fentir fur le champ , mais peu de têms enfuite.

25. Ne pouvans donc nous imaginer qu'un goût beaucoup plus fenfible & ferrugineux pût s'accorder avec une moindre quantité de Mars (outre que les raifons ci-deffus reprifes en faveur du

(*a*) *Voié pag.* 27. *n.* 31. 32.
(*b*) *Ibid.*
(*c*) *Voié pag.* 17. *n.* 21. 24. *pag.* 19. *n.* 44.

volatil plus abondant (*a*) militent également pour le Mars) nous avons pouſſés nos reflexions plus outre , & decouverts que la même ou plus abondante quantité de Mars ſe trouvant unie à l'eau dans differentes circonſtances , peut bien pour un têms ſe ſouſtraire aux épreuves de la noix de Galle , &c.

26. Pour en avoir une idée juſte , il convient de remarquer que la noix de Galle, les feuilles de Chêne le Thé bout , & autres adſtringens ne changent la couleur des eaux martiales que par la precipitation qu'ils occaſionent en reſerrant les pores des eaux ſuſdites ; tellement qu'il ſuffit de conçevoir quelques obſtacles qui empechent les approches des particules d'eaux ; quelques principes qui les ecartent. Or ces principes & ces obſtacles ne ſe trouvent-ils pas ſuffiçâment dans ce volatil abondant (*b*) ſpiritueux , ethereen , qui agite inceſsâment toute la maſſe ? ſera-t-il apres cela etonnant que la precipitation du Mars à l'occaſion du melange de la noix de galle & autres, d'ou depend la couleur pourpre, n'eut pas lieux ſur le champ.

27. Ce ci fait , nous paſſames à l'examen de ce que peuvent les eaux de Marimont ſur les pierres des reins & de la veſſie. l'Object principal de nos recherches conſiſtoit à ſcavoir ſi les pierres ſuſdites ſe diſſoudroient dans l'eau,

28. Nous avons vû que la groſſe pierre (*c*) eſt diminuée de trente quatre grains pendant une nuiĉt, ce qui fait pluſque l'onziéme partie du totale. Commencement aſſez heureux, dont il ſemble qu'on

(*a*) *Voié pag.* 34. *n.* 3.
(*b*) *Ibid. n.* 2. *pag.* 37. *n.* 12. 13. 14.
(*c*) *Voié pag.* 26. *n.* 29.

peut esperer un succés de plus (*a*) important pour ceux qui sont travaillés de la pierre à la vessie. Tout le monde scait qu'on ne peut les secourir que par *l'operation de la taille*, dont les succés incertain est toûjours dangereux ; au lieu qu'ici les simples injections de ces eaux dans la vessie suffiroient.

CHAPITRE V.

Maniere dont se forment & concourrent ensemble les principes des eaux de Marimont.

1. L'Eau de Marimont semblable à toutes les autres Fontaines tire sa source des elevations circonvoisines : ce sont plusieurs ruisaux reunis, que la pente du lieu entraine vers cette endroit.

2. Cette eau n'étant pas crée telle qu'elle paroit, n'aiant pas d'ailleurs ces sortes des qualités dans tous les environs, il faut qu'elle les eut acquises dans une de ces elevations la plus voisine à la Fontaine. La situation du lieu nous confirme qu'elles luy sont communiquées dans cette montagne, qui s'éleve vers l'Orient de la Fontaine, au pied de la quelle cette eau jallit.

3. C'est, dis-je, en passant par cette montagne qu'elle s'est chargée de tous les principes qu'elle contient.

4. Elle tient les uns d'un sel ; les autres du mars : ou plutôt de cette pierre ferrugineuse, qu'on nomme *Pyrite*. Voié pag. 12. n. 38.

5. Le sel, comme nous avons vû, est Alcali ; tel, à peu de difference près, qu'il se presente aprés

(*a*) *Si la Relation du Sr Fontaine, qui a commission d'achever cette épreuve, arrive avant la fin de l'impression de cette dissertation, j'en ferais part au publique.*

la Combuſtion & Elixivation de preſque toutes les plantes.

6. C'eſt l'unique methode qu'on connoiſſe en Chymie pour produire un ſel de cette eſpece, qui d'ailleurs ne paroit jamais ſous cette forme, à moins qu'il ne ſoit tiré de la terre.

7. C'eſt ainſi qu'il fut connus des ançiens ſous le nom de *Natrum*, ou *Nitrum*, qu'il ne faut pas confondre avec le nitre de nos jours, lequel, outre qu'ii n'eſt pas Alcali, a des qualités toutes differentes.

8. De ſorte que toute eſpece de ſel Alcali fixe, qui n'eſt pas produit par Combuſtion, provient toûjours de la terre, de la maniere qu'il parut aux anciens ſous le nom de Natrum : comme il ſe preſente encore en differens Cantons de l'Europe.

9. C'eſt donc à la derniere, & point du tout â la premiere eſpece, qu'on doit rapporter le ſel qui ſe trouve dans les eaux de Marimont. En effet ; puiſque la combuſtion n'a pas lieu, cette ſource eſt d'autant moins conteſtable, que ce ſel ne doit ſon origine qu'à l'une de ces deux manieres.

10. C'eſt en paſſant par les endroits ſouterains, ou ce ſel ſe trouve, que l'eau en a detâchées quelques parcelles. Peu importe qu'il ne fut pas de même nature dans l'Ochre comme il eſt dans l'eau. (*a*) J'ai deja fait ſentir (*b*) que puiſque l'origine eſt la même à tous les deux, il faut de neceſſité que la difference de celui là vienne de l'alteration, qu'il aura ſubit dans le baſſin de la fontaine, dans lequel il croupit avec l'eau qui regorge, & par conſequent ne peut manquer de s'unir avec ce principe ſouffreux & acide, qui exhale continuelle-

(*a*) *Voié pag.* 32. *n.* 36.
(*b*) *Ibid. n.* 37.

ment de l'eau, qui se presente à la source : cette union étant d'ailleurs très-conforme au panchant qui resulte de leur nature ; puisque tout Alcali cherche à s'unir aux acides, & ceux-ci aux Alcalis.

11. Cette union si necessaire , & , pour ainsi dire , immanquable , attendu le concours & la nature d'iceux, suffit pour rendre raison de la difference , qui se trouve dans le sel de l'Ochre ; puisque cette difference consiste en ce que ce dernier est souffreux, & qu'il ne donne presque point de marques d'Alcali. Qualités inseparables d'un sel Alcali joint à un esprit acide & souffreux.

12. Quand aux autres principes , que l'eau a detachés de la *Pyrite ferrugineuse* (*a*) ils sont de deux especes. Premierement, cet esprit volatil & souffreux. (*b*) Deuxiememement, le Mars.

13. La source de ces deux principes semble ici d'autant mieux établie, qu'en effet l'un & l'autre se trouve dans cette pierre aussi bien que dans l'eau. Tellement que puisque cette pierre se trouve dans cette montagne, il semble que ce seroit blesser les regles de la raison & de l'évidence, si on s'avisoit de rechercher ailleurs l'origine de ces principes. Il n'est donc question que de la maniere, dont se fait ce detachement. La plus simple & la plus plausible sera sans doute la meillieure.

14. Je ne sçaurois m'imaginer que l'eau detache ces principes de la pierre formée, telle, que nous l'avons rencontrée ; car si cela étoit, il seroit très-facile de copier cette production, en mettant la pierre concassée dans l'eau : ce que l'on tentera toûjours en vain.

(*a*) *Voié pag.* 12. *n.* 38.
(*b*) *Voié pag.* 10. *n.* 4.

15. Il faut donc de neceſſité que les principes ſoient detachés, avant que la nature les eût unit ſuffiçâment pour paroître à nos yeux ſous cette forme de pierre : je veux dire lorſque le mars & le ſouffre avec le reſte de la ſubſtance pierreuſe n'avoit pas encore cette ferme cohérence, qui les rend impenetrables, & indiſſolubles à l'eau.

16. On peut pour lors aiſement comprendre, que comme il eſt très-probable, que cette ferme cohérence ſe fait au moien de cet eſprit ſouffreux qui lie tous ces principes enſemble, l'eau ſurvenant avant la conſommation de l'ouvrage, entrainne avec ſoi des parcelles de cet eſprit unis au mars, extrêmement ſubtil, dont la combinaiſon forme ce vitriol volatil. Voié *pag.* 30.*n.*19. 20. 21. 22.

17. Il n'eſt point d'ailleurs étonnant que le ſouffre joint à la matiere pierreuſe ne ſe communique pas facilement à l'eau ; dautant qu'étant plus groſſiers & indiſſolubles à cet élement, ils ne peuvent être ſuſpendus dans ſes pores, à moins qu'un acide plus puiſſant ou plus abondant ne s'en mele, ce qui manque heureuſement dans le cas preſent. Je dis, heureuſement, par rapport à la terre pierreuſe (*a*) qui rend toûjours, lorſqu'elle s'y trouve, les eaux mal-ſaines.

18. Quand au ſouffre, qui pourroit au moien de l'acide ci deſſus mentioné, être plus abondant, je ne dis pas qu'il rendroit cet eau mauvaiſe, mais au moins ſeroit-elle d'une autre eſpece : telle par exemple qu'on la voit à Aix & ailleurs, ou un ſouffre abondant & agitté les échauffe.

19. C'eſt au defaut de ce ſouffre que nous de-

(*a*) *En Latin* Terra Calcaria.

vons atribuer cette élevation sans aucune prepa-
ration (*a*) vers l'aimant ; etant tres cóh-
nus que le fer crud n'eſt jamais attiré par cette
pierre , à moinſ qu'il n'eut paſſé par le feu , qui en
cette occaſion n'agit qu'en conſumant la matiere
graſſe & ſouffreuſe , qui retient le fer comme en-
chaiñé.

20. Puis donc que le mars dans le cas preſent
n'a pas paſſé par le feu , & qu'il eſt attiré par
l'aimant , il faut bien que ce principe ſoit deſti-
tué de cette matiere graſſe , qui le retient.

21. l'Eau n'aiant pût faire cette deſunion du
mars d'avec le ſouffre , a dût s'en charger lorſque l'ouvrage n'étoit pour ainſi dire qu'ebauché :
c'eſt-à-dire avant que la nature eût mit la derniere main à la compoſition de ce metal.

22. Il n'eſt plus queſtion que de la terre alcaline. (*b*) Son origine n'eſt ni moins plauſible ni
moins naturelle. Tout ſel alcali , comme le re-
marquent tous les Chymiſtes , abonde en terre alcaline , de maniere que le principe ſalin y eſt de
peu d'importance.

23. Puis donc que le ſel alcali ſe trouve dans
les eaux de Marimont ; puis qu'il y a un eſprit
acide ; quoi de plus ſimple & de plus naturelle
qu'un conflict , quoi que leger , entre ces principes ? Ce qui ſuffit pour detacher quelques portions
terreſtres du ſel ſuſdit.

24. Il ne s'agit plus que de rendre raiſon de
cette difference qui ſe rencontre dans les principes
de l'Ochre : nous avons déja vûs que ces principeſ
viennent de la même ſource. (*c*) Que ce n'eſt qu'u-

(*a*) *Voié pag:* 17. *n.* 20. & 21.
(*b*) *Ibid. pag.* 20. & 22.
(*c*) *Voié pag.* 32. *n.* 17.

ne decompofition & certaine modification, ou reunion des mêmes principes, qui fe fait dans le baffin de la Fontaine. Ce qui fe confirme fur-tout par la combinaifon de l'un avec l'autre.

25. En effet, on n'y remarque autre difference, fi non que le fel qui étoit alcali dans la fource de la Fontaine, ne l'eft prefque plus dans l'Ochre, & que le même fel eft devenu fouffreux dans l'Ochre; qualité qu'il n'avoit pas dans la Fontaine.

26 Falloit-il autre chofe, pour cet effet, qu'un efprit fouffreux fournis abondamment & renouvellé à tout inftant par le jet de la Fontaine? Cet efprit par fon acidité n'a-t-il pas dû penetrer l'acali, le foüler à la fin & le rendre d'une autre efpece? N'eft-ce pas un effet tres ordinaire du melange de ces fortes de fels?

CHAPITRE VI.
Que les Eaux de Marimont ne contienent rien de nuifible; & que leurs vertus principales doivent être attribuées à l'Eau fimple & au mars.

1. L'Analyfe des Eaux de Marimont nous à decouvert jufqu'a prefent bien des principes utils à la fanté; mais cela ne fuffit pas pour decider abfolument de la falubrité de ces eaux; il faut de plus reconnoitre fi entre tant des bonnes chofes il ne s'eft rien gliffé de mauvais, qui pouroit les infecter, ou en detruire le merite.

2. Ces mauvaifes chofes devroient être quelques efprits; terres pierreufes, ou fels. Ces deux derniers comme fixes & permanens ne fcauroient fe fouftraire aux yeux des fçavans.

3. Il n'en eft pas toûjours ainfi des premiers,

qui souvent sont si subtils & si penetrans, que rien ne peut les concentrer. Aussi devroient-ils être de cette espece, s'ils s'en trouvoient dans la source de Marimont : d'autant que ni la (*a*) distillation, ni la (*b*) congelation ne nous ont rien decouvert de semblable.

4. Il est vray que la congelation manifeste un principe ethereen, qui fait violence; mais ce principe, loin d'être nuisible, est toûjours, lors qu'il s'y trouve, une preuve convaincante de la legerté & salubrité des eaux en general : unit au Mars il Caracterise les Eaux Minerales en particuliers; en releve le merite lorsqu'il abonde.

5. l'Objection la plus pressante devra donc se prendre de cette portion si subtile qu'elle se derobe également tant aux recherches Chymiques que Physiques : les mal-intentionés non convaincus de sa bonté la supposeroient peut-être mauvaise, si les bons effets qu'une infinité de personnes en ont déja resentis ne faisoient preuves du contraire.

6. De sorte que pour être à l'abri des chicanes qu'on pouroit mouvoir à cette occasion, nous ne pouvons mieux faire que de rapporter ici quelques uns de ces effets joints à d'autres proprietés connues qui Caracterisent ce volatil.

7. Nous avons déja vû que quoique ces eaux soient fort subtiles & penetrantes, renfermées cependant dans des bouteilles bien bouchées sur le champ, elles ne font ni fracas, ni tumulte (*c*):
ce

(*a*) *Voié pag.* 25. *n.* 20. *&* 21.
(*b*) *Voié pag.* 24. *n.* 17. 18. 19.
(*c*) *Il n'est point ici question de cette portion subtile & concentrée par la gelée, dont il est fait mention à la page* 24. *n.* 16. 17. *&* 18. *Il est constant qu'elle ne produit pas cet effet lorsqu'elle est re-*

ce qui eft une prefomption de plus forte que leur
efprit n'éft point de nature à gonfler exceffive-
ment nôtre fang & nos humeurs.

8. Nous avons vû que le gout à la fource n'a
rien de cauftique, rien de corrofive ; autre prefomption contre la mauvaife qualité de ce volatil.

9. La chofe fera mife hors de doute & de conteftation, fi l'on envifage les effets que l'on refent
après les avoir bues copieufement : d'autant plus
que pour lors elles paffent toûjours librement fans
occafioner ni gonflement, ni poids d'eftomac, ni
irritation, ni echaufement : en un mot fans que
les fens foient atteints d'aucun defordre, ou derangement.

10. Voila des effets à la verité exclufives, mais
qui ont lieu à l'égard de tout le monde ; par confequent decififs en faveur du volatil de ces eaux.

11. Quand aux fels ou terres nuifibles (*a*) je dois
avoüer que le gout & les premiers effets pouroient
en impofer dabord ; dautant plus que les acretés
& autres qualités aufteres de ces fels ou terres
peuvent être confonduës avec les apparences du
Souffre & du Mars joints à quelque acide legere
& fugitive : de maniere qu'en ne confultant que le
gout & autres premieres qualités des eaux, on feroit tres eloigné de pouvoir juger fainement de
leurs principes : il faut pour cette effet s'affurer,
par des experiences & raifons demonftratives, de
l'exiftence des uns & de l'exclufion des autres.
C'eft ce que nous avons fais quand à la premiere
partie ; c'eft ce que nous allons faire quand à la
feconde.

D

*panduë dans toute la maffe de l'eau : il eft demontré
qu'elle n'a d'ailleurs aucune mauvaife qualité.*

(*a*) *Voië pag.* 47. *n.* 2.

11. Nous avons prouvé le Mars de façon à ne pouvoir être ignoré de personne. (*a*) Les preuves du fouffre ne font pas moins convaincantes (*b*). Voila qui fuffit pour pouvoir conjecturer folidement que le gout piquant & adftringent des eaux de Marimont depend des bons principes.

12. Ces conjectures deviennent preuves demonftratives par l'exclufion des fels ou terres nuifibles: il étoit donc très important, pour la conviction d'un chaqu'un, d'avoir des preuves exclufives a l'égard de tous les fels & terres nuifibles. Telles font celles que je vais rapporter.

13. Les fels nuifibles devroient être l'Alun, le Vitriol, ou quelque autre efpece Arfenical : d'autres ajoutent le Nitre, mais fans raifon; nous voirons au refte, ce qu'on en doit penfer. Les preuves exclufives de tous ces fels nuifibles viennent de deux chefs : 1. Des experiences Chimiques faites fur les Eaux de Marimont : 2. Des experiences femblables faites fur les fels tirés des Eaux de Marimont.

14. Quantité d'experiences Chimiques faites fur les Eaux de Marimont (*c*) prouvent que ces eaux ne contiennent aucune acide fixe : or tous ces fels, fur·tout l'Alun, & le Vitriol, font compofés d'acide fixe & Corrofive, de maniere que la qualité d'acide y domine fur toute autre chofe : tellement que pour ne plus rien dire des autres experiences ci-deffus rapportées, le melange du laict (*d*) que les Eaux de Marimont fouffre fans fe cailler, lorfqu'on les fait cuire enfemble, eft une preuve exclufive &

(*a*) *Voié pag.* 17. *n.* 21. 24. 25. *pag.* 19. *n.* 44.
(*b*) *Voié pag.* 10. *n.* 4. *pag.* 17. *n.* 49. *p.* 18. *n.* 32. 36.
(*c*) *Voié pag.* 11. *n,* 14. 16. 17.
(*d*) *Voié pag.* 12. *n.* 33.

inconteftable des fels fufdits ; étant inoüi que la moindre quantité de ces fortes de fels ne faffe cailler le laict ; fur tout fi on les fait boülir enfemble.

15. Par elixivation faite avec l'eau diftilée (*a*) on a tiré du fediment (*b*) des eaux de Marimont tout le fel fixe qui s'y trouve, de maniere qu'aucune efpece, ni parcelle n'ont pû s'echapper. Or ce fel donne des preuves(*c*) evidentes d'alcali & n'en donne aucune d'acide (*d*). Il n'eft donc ni alumineux, ni vitriolique, ni arfénical , ni nitreux.

16. d'Ailleurs ce fel melé avec partie egale de nitre pulverifé & jetté fur une tuille ardente n'a fait aucune detonation , ni rarefaction ; d'ou il s'enfuit encore qu'il n'eft ni alumineux ni nitreux.

17. Si j'exclus le nitre des eaux de Marimont, je ne pretend pas pour cela perfuader qu'il fut mauvais : mais je veu faire entendre qu'on le fuppoferoit ici fans fondement, comme on a fait ci devant à l'egard de toutes les fources minerales ; prefque tous ceux qui ont agit des eaux avant le celebre *Hoffman* leurs ont accordé trop legerement ce principe, feduit apparâment par fa qualité rafraichiffante, dont ils pretendoient faire participer ces eaux.

18. C'eft un defaut, contre le quel on ne peut trop fe precautioner, que d'attribuer par avancé aux eaux les principes qu'on croit les plus falutairs ; il n'arrive que trop fouvent que preoccupés de ces preventions, on voit ce qui n'eft pas, on ne voit pas ce qui eft.

19. Heureufement on eft revenus à prefent de

D 2

(*a*) Vaié *pag.* 15. *n.* 2.
(*b*) *Ibid.*
(*c*) *Ibid. n.* 4. 6. 8. *pag.* 16. *n.* 11. 13.
(*d*) *Voié pag.* 16. *n.* 12.

tous ces égaremens ; à quoi n'a pas peu contri-
bué la methode energique & fincere du fçavant
Profeffeur fufdit : cet Autheur toujours guidé
par des preuves & raifons demonftratives n'avance aucun principe, dont l'exiftence ne foit demon-
ftrée ; n'exclut aucun, dont les preuves exclufives
ne foient de la même force : il affure pofitivement
de n'avoir jamais trouvé aucun nitre dans les eaux
minerales, quoi qu'il fe fut livré toute fa vie à
l'examen de plufieurs fources. Nous declarons de
même de n'avoir trouvé aucun nitre dans les eaux
de Marimont.

20. Aiant exclus des eaux de Marimont les fels
nuifibles ; nous paffâmes aux preuves exclufives
de terres, qui pouroient rendre ces eaux mauvai-
fés. Telles font 1. une matiere terreftre & crifta-
line que les Anglois nomment *Selenite*. 2. Une autre efpece de terre pierreufe, qu'on nomme en latin *Terra Calcaria*, ou terre de chaux. l'Une &
l'autre de ces terres rend l'eau pefante, malfaine &
propre à engendrer la pierre & toutes les obftructions : elle fuffiroit par confequent pour detruire
tout le merite des principes mineraux les mieux
conditionés.

21. Outre que ces fortes de terre incruftent toujours d'une matiere pierreufe les canaux par ou ces
eaux paffent (ce qui ne fe trouve pas à Marimont)
il eft à remarquer que chaque d'icelle fe manifefte
encore differâment.

22. La premiere paroit en forme des Criftaux
dans le fediment produit par evaporation : or dans
ce fediment (*a*) nous n'avons rien remarqué de
femblable : d'ou nous concluons que dans les eaux
de Marimont il n'y a point de *Selenite*.

(*a*) *Voié pag.* 12. *n.* 36.

23. La seconde espece, ou terre pierreuse se ma-nifeste par *l'huile de tartre par defailliance*, dont le melange trouble toujours l'eau ou cette matiere pierreuse se trouve. La raison de cette experience est evidente ; puisqu'aucune terre pierreuse ne peut se soutenir dans une eau claire & transparan-te sans une acide dissolvant & proportioné au poids de cette matiere. Cet acide ne sauroit eviter les approches de l'huile de tartre, son antagoniste & puissant alcali, duquel par consequent il seroit in-failliblement absorbé, ce qui ne peut manquer d'occasioner la precipitation de cette matiere pier-reuse, qui, comme nous avons dit, n'a pût se sou-tenir dans l'eau qu'à la faveur de quelque puissant acide : de sorte que celui-ci etant absorbé & anean-tit par l'alcali susdit, la chute ou precipitation de celle-la est infaillible : & comme cette matie-re est grossiere & sensible, concentrée par cette chute, elle devroit rendre sur le champ l'eau trou-ble : ce qui n'arrive pas. Voié *pag.* 11. *n.* 17.

24. Voila quelles sont les preuves exclusives de toute matiere nuisible. Il s'agit maintenant de faire sentir avec evidence quels sont les principes aux quels on est redevable des effets les plus salu-taires déja connus, & quels sont ceux qu'on peut se promettre a la suite : en un mot quels sont les autheurs de leurs principales vertus.

25. Que l'eau soit le principe le plus dominant, c'est ce qui est mis hors de contestation. (*a*). Il est également bien prouvé que ce principe influe infiniment sur la vie & la santé (*b*).

26. La raison & l'experience concourrent a nous faire comprendre qu'il a des vertus si singulieres &

D 3

(*a*) Voié *pag.* 27. *n.* 1.
(*b*) Voié *Chap. VII. pag.* 56.

si étenduës dans les maladies, que c'est à juste ti-tre qu'on doit le reconnoitre pour le remede le plus universel qu'il y eut dans la nature (*a*). Tellement qu'il est hors de contestation que l'eau n'est pas seulement le principe le plus dominant, mais aussi le plus efficace.

27. Apres ce principe suit le Mars, qui comme nous voirons (*b*) a été dès longtems reconnus specifique dans toutes les maladies qui dependent d'obstructions ; aux quelles on doit joindre beaucoup d'autres que le relachement des fibres accompagnent ou fomentent; sans omettre celles qui dependent d'evacuations excessives, ou qui les occasionnent.

28. Qu'on reconnoise donc ici un champ tres vaste que ces deux principes attaquent & defrichent d'une maniere si efficace, & si bien concertée, que ce qui echappe à l'un, ne peut se soutraire à l'autre.

29. En effet, s'agit-il de fortifier les fibres, ranimer les puissances digestrices ? s'Agit-il de tarire la source de ces inondations sereuses & glaireuses, qui fomentent toutes les tumeurs froides, les hydropisies de toute espece ? Voilà de ces derangemens que l'eau simple ne peut retablir ; mais aux quels le Mars est très approprié.

30. En revanche, lors qu'il est question de ramollir les fibres, relacher les parties ; de delaier les humeurs, dissoudres les acretés, emousser ou affadir leurs activité ; noier pour ainsi dire leurs forces, les éconduire sans tumulte ni desordre. Voila des effets qu'on ne peut se promettre de l'action du Mars, mais que l'eau execute à merveille.

34. Trouvera on dans les autres principes des eaux minerales en general, & de celles de Marimont

(*a*) *Voié Chapit. VIII.*
(*b*) *Chapitre IX.*

en particulier des vertus aussi étendues ? En trouvera-on dans leurs especes d'aussi certaines ou plus
efficaces ? C'est ce que nous allons voire.

32. Les principes restans sont fixes ou volatils :
ceux la sont un sel, (*a*) une terre ; (*b*) tous les
deux Alcali. C'est la seule qualité qu'on peut leurs
attribuer par rapport à la santé.

33. Tous les effets qu'ils peuvent operer dans
le corps, par rapport à cette qualité, se reduisent
à detruire, ou absorber les acides : ils ne seront
donc utils à la santé qu'autant que ce defaut aura
lieu. Or ce defaut n'a proprement lieu que dans
l'estomac : de sorte que l'empire des absorbans
ne surpassent pas les bornes des premieres voies ;
encore il s'en faut bien, que toutes les maladies,
dont la source est dans les premieres voies, dependent des aigreurs.

34. Si nous remarquons d'ailleurs le peut d'importance de ce principe absorbant, par rapport à
la quantité, nous serons tres éloignés de croire que
ce principe fût capable de relever infiniment le
merite des eaux, ou il se trouve.

35. Tous ceux qui ont emploié les recherches
convenables à ce principe (qui ne sont ni difficilles , ni équivoques) doivent convenir qu'il ne
surpasse jamais le poids de quelques grains sur une
chopine d'eau. Quantité vraiement trop modique
pour oser en esperer des effets fort sensibles.

36. Quant aux principes volatils non martiaux,
qui sont le souffre, (*c*) & un autre ethereen (*d*)

D 4

(*a*) *Voié pag.* 15. *n.* 2. *pag.* 17. *n.* 27.
(*b*) *Voié pag.* 17. *n.* 20.
(*c*) *Voié pag.* 10. *n.* 4. 5.
(*d*) *Voié pag.* 20. *n.* 50.

je me garderai bien de renfermer leurs actions dans des bornes fi étroites ; on peut voir ailleurs (*a*) ce que j'en penfe ; qu'il ne convient pas pour cela de repeter ici.

37. Il fuffit de bien examiner l'un & l'autre pour reconnoitre d'une façon à n'en pouvoir douter, qu'entre tous les principes, qui compofent les eaux minerales, l'eau & le mars font inconteftablement ceux, dont l'action à le plus d'étendue & d'efficacité : à quoi il faut ajouter que les mêmes principes dominent aufli fur tous les autres en quantité. Voié *pag.* 27. *n.* I. 2. *pag.* 30. *n.* 21. 22. *pag.* 31. *n.* 25. 26.

CHAPITRE VII.

Du plus dominant de tous les principes, qui eft l'eau : combien elle influe fur la vie & la fanté.

I. ON ne peut douter que le principe dominant des eaux minerales en general, & de celles de Marimont (*b*) en particuliere ne fut l'eau commune ; il n'eft pas moins evident que ce principe n'eut bonne part aux bons effects qu'elles produifent ; il eft donc trés à propos de confiderer les propriétés de l'eau, abftraction faite de tout autre principe, qui l'accompagne.

2. Bien de gens ont crû ci-devant, que ce principe dominant n'entroit prefque pour rien dans la compofition des eaux minerales & autre production de la nature, ou tout au plus en guife de vehicule. Erreur groffiere ! que la phyfique moderne, fur tout celle, qui a pour objet le corps humain, foit en fanté, foit en maladie, attaque & corrige egalement.

(*a*) *Voié la fin du Chapître XIII.*

(*b*) *Voié pag.* 27. *n.* I. 2.

3. En effet ; fi on confidere l'homme en fanté, où & plûtot avant que d'être, lorfqu'il n'ex-ftoit que dans une matiere informe & que le Tout Puissant par un effêt de fa bonté infinie, daigna le debroüiller du cahos, qu'etoit-il ? un limon : c'eft a dire un peu de terre mouillée. Voila la matie-re, dont la fageffe infinie façonna ce merveillieux Ouvrage.

•4. Qu'on ne dife pas au refte que j'emprunte le fecours de la toute puiffance, pour relever mon fujet ? puifqu'il n'eft pas moins vrai que c'eft l'eau differâment modifiée, qui d'un coté donne l'être à nos organes, & de l'autre fournit immediate-ment la matiere, qui les repare, & maintient dans les bornes prefcrites par Le Souverain.

5. Nos organes les plus deliés & les plus rele-vés, (j'entend ceux, qui reçoivent immediatement, & tranfmettent en un inftant toutes les impref-fions de l'ame, & qui par cette raifon influent directement fur tout le refte) ne font qu'un tiffus de petites fibres, ou filaments floches differemment entrelaffés, d'ont la Bafe n'eft qu'un peu de terre trempée, & liée au moien d'un certain glû, qui en moins de rien fe reduit tout en eau.

6. Il en eft de même des fibres les plus groffie-res , mufcles, tendons, vaiffaux : en un mot de toutes les parties concrêtes, ou folides du corps, fans en excepter les os.

7. Que fera-ce, fi on paffe à l'examen de cette fubftance liquide, qui fe repand incefsâment dans tous les reduits des fibres ? on trouvera que ce n'eft qu'une limphe, une eau affinée jufqu'au point de pouvoir fe repandre & penetrer à la faveur du moindre degré de chaleur, dans tous les interfti-ces des fibres & autres parties folides & flexibles, & par ce moien les rendre fouples & deliées.

8. Ce qui eſt ſi bien demontré, que ſi cette eſpece d'evaporation vient a ceſſer, ou notablement diminuer par le froid, ces parties à proportion ſe roidiſſent, & perdent bien-tôt leur ſoupleſſe & leur vigeur. l'Exemple en eſt frappant tous les jours en Hiver. On peut même remarquer la même choſe dans les cadavres, qui reſtent ſouples auſſi longtems que la chaleur perſiſte.

9. Paſſans par retrogradation aux humeurs, qui fourniſſent immediatement, ou ſucceſſivement cette limphe affinée, nous trouvons en premier lieu le ſang : j'entens cette liqueur rouge & ſi connuë, qui circule inceſſâment dans les arteres & dans les veines.

10. Mais ce ſang de quoi eſt-il compoſé ? l'analyſe la plus ſimple & la plus univerſelement reconnuë nous apprend, que cette partie rouge contient naturelement trois quarts d'eau claire, pure & ſimple.

11. Et quand nous allons plus outre, nous trouvons que la quatriéme partie reſtante, & qui ne tourne pas dabord en eau, n'eſt qu'un amas de globules & autres parties rameuſes, tres ſuſceptibles de concretion, leſquelles, quoi qu'un peu plus difficillement, ſe reduiſent neanmoins preſque toutes en eau.

12. Deplus, le chyle ou cette matiere laiteuſe, que l'eſtomac fabrique par le grand œuvre de la digeſtion, ne differant du ſang que par un moindre degré d'elaboration, imparfait melange, attrition ebauchée, ne contient en ſoi aucune difference eſſentielle.

13. Il en eſt de même des aliments, qui tous ſont tirés de la ſubſtance des animaux, ou des vegetaux.

14. Quand a ceux la, toute difficulté eſt applanie; puiſque leur nature,etant ici developpée, il conſte ſufficâment que toutes les preparations, qui ſont emploiées pour pouvoir en reparer nos pertes, ne tendent qu'a une decompoſition, ou ſeparation de principes, qui ſont bien-tôt reunis, avec cette ſeule difference, que chaque organe par ſa manœuvre, lui imprime certaine modification, de laquelle reſulte une parfaite reſſemblance ou coïncidance avec chaque particulier, mais qui dans le fond, n'altere en rien *l'eſſentiel.*

15. Semblable a ce vin, qui tiré de la même cuve, & tranſporté en differents cantons, conſerve par tout la même nature, quoi qu'il faſſe aſſez ſentir une difference dans ſa boiſſon.

16. Les vegetaux, d'ou provient cette autre, & plus notable partie de noſtre nouriture, ne ſont auſſi ſelon la remarque d' un (*a*) Sçavant, rien de plus, qu'une eau condenſée. Ce que je pourois verifier par pluſieurs experiences & citations; mais n'ecrivans pas tant pour les Sçavants, que pour le publique, je me contenterai de rapporter un fait connus d'un chacun. En Eté lorſque les ardeurs du ſoleil conſecutifs, ont privé la terre de toute humidité, & qu'en conſequence la vegetation languit juſqu'au point de faire ceſſer & aneantir toutes les plus riches productions de la nature, tout le monde ſçait ce que peuvent les douces & abondantes roſées nocturnes; puiſque par leur unique ſecours on voit relever, maintenir, & augmenter toutes les plantes. Or cette roſée qu'eſt elle autre choſe qu'un eau affinée, que l'air circomvoiſin, condenſé par le froid, laiſſe échaper ſur les feuilles & les tiges des plantes ?

(*a*) *Hecquette med. Theolog. tom.* I. *p.* 57.

17. Il est donc bien vrai que l'homme, soit qu'on le considere avant que d'être, dans sa creation, dans sa substance, & dans ce qui la reparre, n'est que terre & eau.

18. La terre, comme principe, n'est susceptible d'aucune alteration, c'est donc l'eau, qui par sa ductilité, sa souplesse, sujette a une infinité de modifications, passe successivement par tous les differens degrez d'elaboration dans l'homme consideré comme dessus.

19. Il en sera de même si on l'envisage dans sa production journaliere par les voies de la generation.

20. Nous remarquerons dabord que le germe, qui est la source de cette production humaine, nage imperceptiblement dans la limphe qui compose l'œuf en apparence ; au moins avant que la nature eut sufficâment developé les organes.

21. C'est de cette même limphe qu'il reçoit sa nouriture & un certain accroissement avant qu'il soit vivifié par l'esprit genital.

22. Lors qu'il se develope, & passe par les differents degrés de la generation, l'on ne voit par tout que les traces d'un eau vivifiante, qui se prête au differens degrés de ce developement. En un mot les premiers mois ne nous offrent qu'un germe flottant dans l'eau, & dont toute la substance est eau.

23. On auroit beau chercher dans tous les reduits de ce petit corps, cette portion rouge, qu'on nomme sang : ce seroit envain ; puisque dans les premiers mois, l'on n'en voit aucune apparence.

24. Encore lorsque cette portion rouge paroit, cela ne deroge pas aux prerogatifs de l'eau ; d'autant qu'il est prouvé plus haut, que même cette

portion rouge fe reduit, affez facilement, prefque tout en eau.

25. Une curiofité bien placée, permet de s'informer ici, qu'elle fera donc l'ufage de cette portion rouge, & d'ou nous vient fa production fi conftante, & qui femble d'ailleurs fi effentielle, que dans l'expreffion ordinaire, elle tient lieu de vie, d'effence, & de nature.

l'Ecriteure même ne s'enonce pas autrement, lorfqu'il s'agit de la vie des hommes ou des bêtes. *Le Sang de voftre Frere* (*a*), dit le Seigneur à Cain, *crie vangeance au Ciel contre vous.*

Leurs ames, dit-elle ailleurs (*b*) parlant des bêtes, *confifte dans leur fang.* Tant il eft vrai qu'a proprement parler, c'eft le fang qui fait la vie.

26. A quoi je repond qu'on attache facillement cette force à ce terme, par ce que naturellement il comprend l'objet le plus frapant, & celui à la confervation duquel, on voit la vie fi inviolablement attachée, qu'on ne peut le repandre fans un peril de mort evident.

27. Du réfte il eft bien clair, que cela ne peut folidement prouver qu'il produit ces effets par cette qualité rouge; fur-tout puis qu'il eft demontré premierement, que toutes les fonctions fe font dans le germe ebauché de quelques mois, qu'on nomme *Embryon*; & cela avant que la portion rouge paroife: deuziememement que les parties les plus effentielles à la vie, comme font les nerfs & les membranes, perfiftent dans leurs entiers & vigeurs, fans recevoir cette portion rouge.

28. Il eft donc bien plus probable que cette qualité rouge eft purement accidentelle, & reful-

(*a*) *Genefis cap.* **IV.** ℣. 10.
(*b*) *Lev. Cap.* 17. ℣. 14.

tante d'une certaine configuration de parties, qui probablement auffi contribuë à la perfection de quelques organes & de leurs fonctions.

29. Le fifteme de *Mr. Leeuwenboeck* eft ladeffus de plus plaufible : cet Autheur pretend prouver par les microfcopes que la rougeur du fang depend des particules ovales & tranfparentes, defquelles plufieurs unies & attachées les uns aux autres, forment des globules d'une certaine maffe, qui dans le fifteme *Newtonien* ne reflechiffent que les rayons rouges.

30. Il etablit fon fiftheme fur plufieurs obfervations, dont la principale eft celle qui fuit. Dans tous les vaiffaux ou cette couleur rouge fe manifefte, il obferve conftâment, à l'aide des fufdits microfcopes, cette forme globulaire ; au lieu que dans les extremités d'iceux, ou cette couleur difparoit, ces parties globuleufes font difperfées & depiecées en pellicules tranfparentes & ovales, lefquelles reunies derechef, reprefentent toûjours la même couleur.

31. Cela étant, on peut conclure que cette figure, & cette maffe globulaire contribuera beaucoup à la perfection de la circulation & autres preparations des humeurs.

32. Ces globules font naturellement fufceptibles de deux mouvemens : l'un de rotation ou circonvolution à l'entour de leur centre ; l'autre de progeffion.

34. Par le premier, melés avec le refte des humeurs, ils doivent agiter incefsâment, & par ce moien, affiner tout ce qui entre dans la maffe & compofition du fang.

35. Par le fecond, pouffés violâment contre les parois des vaiffaux, contre les corps des fibres,

aidés de leur poids, de leur maffe, ils ne peuvent manquer de reveiller le reffors des uns & des autres, & d'animer par confequent de plus en plus les vibrations qui en refultent : d'ou nous remarquons encore un double avantage.

Premierement que ces fibres & ces vaiffaux réagiffent à proportion fur les humeurs, y occafionnent une agitation inteftine, qui eft la mere de toute production.

Deuziemement, que toutes les parties folides, qui participent de ces fecouffes, contractent & confervent une nouvelle vigeur.

36. C'eft par cette raifon que les parties mufculeufes & rouges ont plus de force que les blanches, comme font celles qui compofent les vaiffaux limphatiques, & autres membranes de cette efpece ; lefquelles n'aprochent certainement pas, quand à la force, des mufcules du cœur, des arteres, & autres, qui font abuvrées de la portion rouge.

37. Quoi qu'il en foit : nous avons déja remarqué que cette portion rouge n'a rien, qui deroge au prerogatif de l'eau ; puifqu'elle fe reduit bientôt prefque toute en eau.

38. C'eft donc toujours l'eau differâment modifiée, tantôt par la main du CREATEUR, tantôt par les loix du mouvement, qu'il a etablies, qui donne l'être à tant de parties differentes, qui entrent dans la compofition du fang & des humeurs, & au moien d'icelles, de tout le corps.

39. Terrible & prodigieufe manœuvre ! un tiffus de filaments floches & prefque deftitués de tout reffort apparent ; têl qu'on peut remarquer dans les nerfs (*a*) optiques, eft neanmoins fufceptible

(*a*) *ce font ces nerfs, qui font l'organe immediat de la vûe.*

d'une infinité de differentes & regulieres ofcillations, qui fe prefentent à l'ame dans un même
inftant avec la derniere precifion.

40. Figurons nous l'œil fitué fur une eminence,
d'ou il decouvre, au retour de la belle faifon, un
terrain vafte & fertile, couvert de betailles, abondant en gibbiers tel que nous reprefentent tout
les environs de marimont ? Que d'agreables & amu-
fans fpectacles renferment ces riches & naifantes
productions ! Quelle multiplicité d'objets diffe-
rants fe prefente à l'œil au même inftant.

41. Pour rendre la chofe encore plus touchante,
figurons nous dans ces vallons, ou la vûe fe perd,
une Armée rangée en bataille, dont chaque ef-
caderons & bataillions aux prifes avec l'ennemi,
laiffe entrevoir du combat, un evenement differant ? Qu'elle multiplicité d'objets fe prefente à
l'ame au même inftant ! Soldats, Officiers, Gene-
raux, armes, attitutes, mouvement, repos &
dix milles autres differentes modifications.

42. Cette effroiable multiplicité de chofes jointe
à une vafte eftendüe, eft reprefentée dans le fond
de l'œil, qui renferme un tres petit efpace. Chaque d'icelles en particulier, y imprime un certain
mouvement, qui le caracterife & diverfifie d'avec
tout autre; fans quoi point de vûe; point de di-
ftinction d'objet; tout feroit confondus.

43. Il en eft de même des Oreilles à l'egard
des fons. Dans un Concert melodieux, ou les voix
les plus touchantes, les Inftruments les plus deli-
cats, concourrent à former cette Symphonie ra-
vifante, qui enleve l'ame, & tient toutes fes puiffances en admiration ou en fufpend; que de tons,
que de fons ! que de reflexions frappent l'ame au
même inftant ! Le tout s'execute fur le champ,

au

au moien des fecouffes infiniment variées, qui fe
prefentent à l'ame par les fibres nerveufes du même organe.

44. Structure admirable ! Que toute l'induftrie
humaine ne fauroit atteindre ni comprendre, &
d'autant plus furprenante, que quoique les differentes proprietés de leurs reffors, ne refpirent que
prodige, l'œil neanmoins aidé de tout les fecours
que l'art & la nature fuggerent, n'y decouvre rien
d'extraordinaire : un peu de terre trempée, & liée
au moien d'un certain glû, qui bien-tôt fe reduit
tout en eau. Voila tout ce que le fens & la raifon y decouvrent.

45. Bien plus ; ce glû tout aqueux qu'il eft, non
feulement eft doüé d'une modification qui nous furpaffe, de la quelle refultent des effects que nous ne
pouvons ceffer d'admirer, mais auffi reconnoif-
fons-nous qu'il acquiére dans chaque organe une
modulation differente, qui le rend fufceptible d'un
million & dix millions de fecouffes, qui font fi
propres à chaque d'iceux en particulier, qu'aucun
n'a en cela rien de commun avec les autres.

46. Car remarquons bien que les objets de l'o-
reil ont beau frapper les yeux, & toute autre fubftance nerveufe, c'eft dans l'oreil feule, que l'a-
me fe prête à l'ouye. En vain, par la même raifon, les objets de la vûe, de l'odorat, (ainfi du
refte) frappent d'autres organes ou nerfs que les
leurs refpectifs, il fera toujours vrai que la vûe ne
fe fait que dans les yeux, l'odorat dans les narin-
nes, le gout dans la langue &c.

47. Qui ne voit que ce defaut de fenfation fpecifique, dans un organe different par le tranfport
des objets refpectifs, procede uniquement de ce
que les-dits organes ne font pas fufceptibles du

même mouvement, requis ſpecifiquement à la ſen-
ſation ſuſdite, quoiqu-ils ſoient ſuſceptibles preſque de tout autre ? Quoi par exemple, de plus
ſenſible que l'œil ? Quoi de plus aigus que l'oreil ?
Les corps ſonoreux frappans l'air, frappent les yeux
& tout le corps; ils ne peuvent cependant y determiner l'ame à l'ouye:pourquoi ? par ce que cette
ſecouſſe ſpecifique requiſe pour l'ouye eſt propre
aux ſeuls nerfs de l'oreil.

48. La raiſon de cette merveilleuſe conſonance
de chaque objet avec ſes organes, ſelon le lan-
gage de l'école, depend de la ſtructure ſinguliere,
qui eſt propre à chaque d'iceux. Je le veux: mais
n'eſt il pas toujours incomprehenſible que des fibres, dont l'arrangement, la ſource, l'analyſe,
& tous les autres attributs les plus eſſentiels, ne
reſpirent en tout que la même nature, ſoient neanmoins prouvées ſi differentes entre elles, par des
effets certains, que la raiſon n'y reconnoiſſe plus de
reſſemblance, quoique les ſens n'y decouvrent aucune difference.

49. Avoüons donc, convaincus par des faits
inconteſtables, que la matiere reſtant toûjours
en ſoi la même, ſe modifie par la nature en mille
manieres differentes, & devient ainſi ſujete à des
repreſentations inconcevables ; & nous aurons bien
moins de peine à comprendre que l'eau, maniée
par la même Ouvriere, devienne la mere de toute
production.

50. Je prévois que les ennemis de ce ſiſteme
pourons m'oppoſer qu'on decouvre dans nôtre
ſang & nos humeurs, d'autres principes que l'eau;
tels que ſont l'huile, les ſels & les ſouffres ; & que
ceux-ci etant d'une nature plus relevée, ſemblent
auſſi plus propres a concourir immediatement à la
conſtruction de nos organes.

51. Je reſſens, dis-je, toute la force de cette objection, & j'eſpere qu'un peu d'attention m'aquittera envers les perſonnes raiſonables : car en premier lieu, il eſt demontré que les ſels & l'huile peuvent ſe reduire en eau ; & comme le ſouffre n'eſt qu'un compoſé de l'un & de l'autre, il ſera auſſi ſujet à la même reduction.

52. d'Ailleurs quoique les ſels & les ſouffres ſe rencontrent dans nos humeurs, il eſt tres apparent qu'ils n'y ſont que comme étrangers & nuiſibles agents.

52. Nôtre ſang & noſtre limphe nouriciere, (j'entends celle, qui fait l'ame & la fin de toutes nos productions les plus eſſentielles) ne doivent naturelement repreſenter aucune qualité manifeſte ; baucoup moins aucune acreté.

54. Les ſels & les ſouffres qui ſont fournis par les alimens, ſoit qu'ils fuſſent exaltés par la digeſtion, ſoit qu'ils abondent dans la matiere, ne paſſent naturelement au ſang, qu'à la faveur d'une envelope douce & benigne, qui les retient enchainés, & les empêche de paroitre ſous la forme d'acreté qui leurs eſt ſi propre, & à nous ſi contraire.

55. Si-tôt que par l'agitation inteſtine, & les contacts des vaiſſaux, ces guaines & envelopes ſont briſées, & les acretés par conſequent degagées, par un effet de l'ordonance ſuprême, elles ſont au même inſtant offertes à des filiers ou couloires ſans nombre, qui ſe trouvent dans la ſubſtance des reins, ou parſemées à la ſuperficie de la peau, pour y eſtre ſur le champ abſorbées.

56. Voila la maniere, dont le ſang naturelement ſe depure continuelement, & la preuve en même temps inconteſtable que, tant s'en faut que

les acretés dans le sang & les humeurs soient d'aucun usage, qu'au contraire elles lui deviennent à
charge, si-tôt qu'elles sont degagées. Et comme
ce degagement se fait continuellement par des causes naturelles (qui sont le mouvement circulaire
& l'agitation intestine) il a fallut des organes naturels & toujours prêts pour leur livrer passage.
C'est pourquoi les reins & la vessie sont establis ;
c'est pourquoi la peau est toujours ouverte.

57. Un autre preuve de l'inutilité de ces acretés, est, que les fibres & autres parties solides
des animaux en sont exempts ; puisque par la
combustion elles ne donnent point de sels fixes ; ce
qui prouve qu'avant la combustion, il n'y en avoit
pas non plus *d'essentiels.* (*a*)

58. De sorte que, s'il est vrai que les sels & les
souffres entrent dans la composition de nos humeurs, il n'est pas moins vrai que ce n'est pas
pour y occuper une place avantageuse ; puisqu'au
contraire dans l'état naturel, ils ne s'y rencontrent jamais que sous bonne sauvegarde, & si-tôt
que la nature les developpe assez pour les faire
agir, toutes les loix de l'œconomie animale con-
spirent à les en chasser.

59. Mais, me dira-t on, quelle apparence qu'une
arrangement si noble, & tant des qualités pro-
digieuses, puissent être attribuées à une liqueur aussi
simple, aussi abjecte & aussi commune que l'eau ?
Fut-elle cent millions de fois modifiée, si elle
conserve sa nature , il semble que c'est un paradoxe de la croire susceptible de tant des merveillieux attríbuts.

Et moi je crois que c'est un paradoxe bien plus

(*a*) *La Chymie nous apprend que c'est le sel essentiel des plantes qui devient Alcali par la combustion.*

outré de doûter d'une chofe, dont les preuves font fi demonftratives, uniquement parce qu'elle eft difficile à concevoir : comme fi la nature avoit foumis tout fes moiens à nos idées. Doutera-t-on par exemple auffi qne le fang & les humeurs, tels qu'ils fe rencontrent dans les vaiffeaux, & qui reprefentent en differents fujets, des qualités fi femblables, que l'œil le plus penetrant, la langue la plus delicate, le Chymifte le plus expert & le plus attentif, n'y decouvrent point de difference, ont neanmoins des qualités fi diffemblables, que les envifageant fur ce pied, il femble d'abord difficile à croire qu'elles eût quelque chofe de commun.

60. Un Chien reconnoit fon Maître entre dix milles autres par l'odorat. Il cherche jufqu'au fond de l'eau une pierre, qu'il choifit entre un infinité d'autres, uniquement parceque fon Maître l'a maniée. Il s'attache à fon gand, fon bâton, fon mouchoir dans une compagnie nombreufe, quoiqu'il n'eût jamais vû ni l'un ni l'autre. Tout le monde convient que la caufe, qui determine cet animal, refide dans les efluves, ou parcelles d'humeurs que fon Maître a communiqués à ces fortes d'objets. Mais comme des efluves femblables font emanés des tous les corps, on doit concevoir que chaque particulier leur imprime quelque proprieté fpecifique, qui les caracterife & diverfifie d'avec tout autre : & cela d'une maniere affez fenfible pour que l'animal ne puiffe s'y meprendre.

61. Que fera-ce, je vous prie, dans un corps liquide, qui fe diffipe & fe repare à tout bout de champ, & dont chaque partie ne reprefente que de l'eau ? Peut-il tomber fous le fens d'autre idée, que celle qui convient à une modification certai-

ne & prodigieusement diversifiée ? Modification
d'ailleurs d'autant plus simple, quoique frappante, qu'elle n'occasionne dans les humeurs aucune
alteration sensible. Si cette idée doit s'adopter à
cet egard, comment pourra-t on la refuser à nos
organes, dont les attributs & les proprietés re-
connuës sont si semblables, quoique· les effets
soient si differents ? N'est-ce pas à tout egard la
même raison qui milite ? Puisque ce sont les mêmes evenemens qui nous guident.

62. On me dira peut-être que l'idée d'une eau
modifiée, convient parfaitement aux humeurs, qui
transpirent de tous les corps, & qu'on peut d'autant moins la leur refuser, qu'elles ne paroissent
à nos yeux que sous cette forme; au lieu qu'il n'est
pas ainsi de nos organes, dont l'arrangement &
la structure sont si differentes de l'eau, qu'on ne
peut gueres leurs en attribuer la nature, sans
confondre toutes les idées.

63. Ce seroit à la verité confondre les idées,
& introduire dans la nature des choses une Ca-
cophonie etrange, si l'on pretendoit que les fibres
nerveuses & autres parties, qui en sont compo-
sées, ne differroient en rien de l'eau.

64. Mais remarquéz bien que ce n'est pas la nôtre sisteme, dont le fond se reduit a faire sentir que les parties aqueuses se façonnent par la nature de maniere, qu'elle donne immediatement
l'être à toutes les differentes parties du corps, tant
solides, que fluides. Qu'importe que ceux-la par
la coherence, & connexité de leurs parties plus
ou moins ferme, semblent dabord renfermer une
nature opposée à celle de l'eau, qui est essentiele-
ment liquide ? On est revenus dès long-têms
des prejugés, qui naissent de ces foibles & sedui-

fantes apparences ; perfuadé qu'on eft en bonne phyfique que la coherence ou connexité des mêmes parties, lefquelles ci-devant etoient librès & degagées les unes des autres , & plus ou moins volubles , n'aporte aucune ou bien modique difference à leur nature. Cela change à la verité la denomination , mais point la nature de la chofe ; comme il arrive à l'égard de la glace & de l'eau; de la gelée & du bouillion : ainfi du refte.

CHAPITRE VIII.
Que l'eau fimple eft le remede le plus univerfel qu'il y eut daus la nature.

1. ON entend par remede univerfel celui , dont l'action s'etend & peut devenir efficaçe fur tous les derangemens de la fanté en general. Mais comme les caufes de ces derangemens font infiniment multipliées , & contiennent , chaque dans leur efpece, des proprietés fingulieres , oppofées très fouvent les unes aux autres ; il eft étrange de conçevoir qu'un même remede en nature , & dont les attributs font invariables , puiffe fe prêter à tant de formes.

2. Il eft au contraire très facile à prouver que celui , dont l'action a le plus d'empire & d'étenduë fur les caufes des maladies , eft inconteftablement l'eau.

3. Les caufes des maladies , qui refident dans le fang , & les humeurs le plus frequemment , & qui occafionent les plus des defordres, font 1. les acretés , ou les fels , 2. les vifcofités ou groffiertés d'humeurs , qui les rend fi peu propres à une circulation bien conditionée , qui fait l'ame de la fanté.

4. Rien de plus contraire à l'œconomie animale,

que la domination d'aucune espece de sel ou acretés, dont les effets immediats & toujours immanquables, sont des irritations plus ou moins violentes, occasionées par les contacts de leurs surfaces
inegales sur les parties nerveuses & sensibles de nos
organes.

5. Or les sels ou acretés dominent universellement dans toutes les fievres, parfois comme
cause des susdites fievres, & toujours en qualité
d'effets, qui resultent (d'une necessité indispensa-
ble) du mouvement acceleré du sang, si essentiel
à toute espece de fievre.

6. Il faut être bien novice dans l'œconomie
animale pour ignorer qu'il n'est point jusqu'aux
acretés naturelles, qui ne soient produites par le
mouvement. Fut-il que le mouvement les forme,
ou que simplement il les degage.

7. La demonstration de ce fait saute aux yeux
de quelconque veut bien se donner la peine d'examiner l'urine. Elle est toujours plus exaltée en couleur à proportion que l'agitation du sang a été plus
forte. Elle est plus exaltée dans les hommes que
dans les femmes ; dans celle ci, que dans les enfans; dans les bilieux, que dans les phlegmatiques :
dans ceux qui travaillent, que dans ceux qui repo-
sent : en un mot les differents degrez de son exaltation anonçent presque toujours aux Medecins, les
differents degrez d'une fievre qui s'allume.

8. Cette exaltation cependant, selon l'Analyse
la plus parfaite, est toujours une preuve incontestable des acretés qu'elle contient, dont la source
vient de la masse du sang ou elle les a puisées.
Voila la raison pourquoi dans les fievres ardentes,
ou le mouvement du sang est très rapide & très
violent, l'on ressent par tout des effets sensibles

des ces acretés, & les urines font de plus enflammées.

9. Il en eft de même à proportion de toutes
autres efpeces de fievres, avec cette feule difference, que chaque d'icelles par fon agitation inteftine fabrique des acretés nouvelles & qui lui
font propres. Autres font les acretés dans la petite
verolle ; autres dans la rougeolle ; autres enfin
dans toutes les differentes efpeces de fievres malignes : & fe multiplient toujours à raifon de la
violence du mouvement du fang qui accompagne
la fievre.

10. C'eft à l'affemblage de ces acretés, engendrées comme deffus, qu'on doit atribuer tous
les mouvemens critiques fi folemnels dans toutes les
fievres. Qui dit Crife, dit combat entre la nature & le mal. Les effets de ce combat font quelque fois falutairs, quelque fois funeftes. Funeftes,
lorfque la nature fuccombe de maniere a ne pouvoir fe degager : falutairs, lorfqu'au contraire cette
même nature agacée par les contacts multipliés de
ces fels, fe fouleve & les maitrife jufqu'au point de
les chaffer par les fueurs, les urines, ou les fleux
de ventre.

11. C'eft toujours à la faveur de ce puiffant diffolvant (l'eau s'entend) & fouverain délayant que
ces fortes d'evacuations s'executent. Ni la nature
ni tout autre remede le plus fouverain, ne peuvent
rien faire que de determiner ces ennemis dangereux
vers les endroits les plus propres à pouvoir en être
delivrés.

12. Mais tous ces efforts feroient inutils &
vains, fi l'eau n'écartoit les principes de ces fels
ennemis ; fi elle ne les affinoit par une diffolution
convenable, & fuffifante à pouvoir les faire gliffer
par les conduits les plus etroits.

13. De sorte que si l'on envisage les acretés produites par le mouvement acceleré, si essentiel à toutes les fievres, & dont les evenemens ne sont funestes que par cet endroit, il faut avoüer que la raison ne suggere point de remede plus efficace que l'eau.

14. En effet ; point d'acretés engendrées de cette maniere qui ne soient soumises à l'eau ; pourquoi ? Parce que toutes les acretés de cette espéce participent de la nature du sel, & qu'une des proprietés essentielles à toute espece de sel, est de se dissoudre facilement dans l'eau.

15. Or cette dissolution contribue infiniment à la fuite de ces sels, qui est l'unique moien que la Medecine suggere pour en être delivré ; puisque leur aneantissement ou destruction n'est pas dans nôtre pouvoir, à moins que d'emploier des causes violentes, qui detruiroient toute la nature: tel que le feu.

16. On doit, dis-je, tout esperer d'un affinage & parfaite dissolution des susdites acretés, au moien de quoi elles. sont transportées jusqu'aux extremités des vaisseaux les plus reculées, qui aboutissent à la superficie exterieure de la peau ; l'interieure des boiaux, & autres conduits, qui passent des reins à la vessie

17. Telles sont en effect les voies par lesquelles le sang se decharge de ses inutils & nuisibles agents. Mais pour en venir là, elles doivent premierement avoir ce degré d'affinage ou de division, qui les rende propres à penetrer par tout. Secondement, elles doivent être mises hors de portées de ces irritations violentes, qui froncent les conduits, resserrent les passages ; sans quoi l'autre condition deviendroit inutile.

18. Il ne fuffit donc pas que le diffolvant foit de plus approprié, comme l'eau (qui, à proprement parler, eft l'unique dans la nature) mais il faut de plus , qu'il concourre en une quantité fuffifante , afin que les principes de ces acretés foient affez efcartés les uns des autres, pour ne laiffer craindre aucune de fes irritations violentes , qui fait obftacle au paffage.

19. Rien de mieux etablit en phyfique que cette verité : fçavoir que l'action des corps eft d'autant plus vigoureufe & animée que leurs forces font plus concentrées : un boulet de Canon qui porte fur une certaine refiftence eft bien plus efficace que toutes les parcelles du même boulet écartées , quoique pouffées avec la même violence. Et pour rendre l'analogie plus appropriée , ne fentons nous pas tous les jours que les forces concentrées nous frappent infiniment plus que les mêmes forces écartées ? Une goutte d'eau forte, quelques grains de fublimé fuffiroient pour brûler fur le champ , ou dechirer la langue & l'eftomac , lorfqu'ils font portés à nuds fur iceux; delayés au contraire dans une fuffifante quantité d'eau , à peine y font-ils quelque impreffion.

20. Conçevons d'ici la neceffité de l'eau dans toutes les fievres, fur-tout celles dont les acretés font les plus abondantes & les plus mauvaifes. Telles que font les ardentes & les malignes.

21. Conçevons que l'eau pure , mais prife abondamment, eft preferable aux decoctions ; parceque moins chargée des parcelles etrangeres , elle n'en eft que plus propre à la diffolution des fels. Concevons la raifon pourquoi gens de Campagne fe fauvent affez fouvent par ce feul & unique fecours.

22. Conçevons que cette avantageufe proprieté

de l'eau contre les acretés engendrées par le mouvement du sang dans les fievres, est d'autant plus
importante, que les fievres ne donnent jamais, ou
presque jamais la mort que par cet endroit.

23. Une autre raison, qui rend encore l'usage
de l'eau très-recommandable dans les fievres, est,
que presque toutes les causes, qui les engendrent
sont soumises à l'eau : comme sont sans contredit,
toutes les acretés salines ; les tensions & rigidités
des fibres, des vaisseaux, des visceres. Je passe
le volume ou quantité d'humeurs excessive, causes
des fievres assés frequentes, auxquelles la saignée
est un remede trop prompt & trop facil pour s'en
tenir au seul usage de l'eau.

24. Il n'est point jusqu'aux causes des fievres
simpatiques, (dont le foyer mis à l'écart allume
toute la masse) qui ne trouvent dans l'eau un remede assuré. Telles sont les acretés de toute espece, à l'exception des sabloneuses, que l'eau à
la verité ne peut dissoudre, mais en relachant les
conduits, elle les dilate & leurs procure par ce
moien une libre issuë. Ce qui suffit pour en être
delivré lorsque ces conduits aboutissent au dehors.

25. Telles sont les regles de la plus saine pratique dans les maux de reins les plus aigus, oc-
casionés par ces fortes d'acretés ; dans lesquelles
l'eau simple a tant de force, que la seule vapeur,
en guise de bains, suffit pour detacher les gra-
viers les plus opiniâtres en relachant les conduits.

26. Par la même raison l'eau simple, mais tie-
de, convient dans les douleurs, & autres affections
Spasmodiques, tiraillemens convulsives, dont toutes
l'ame consiste en tension & rigidité des fibres,
qui occasionent assez souvent la fievre.

27. Je ne connois gueres que deux efpeces des fievres fimpathiques, dont les caufes ne trouvent pas un remede approprié dans l'eau : fçavoir celles qui dependent des paffions & des vers : encore dans ces fortes de cas, fon ufage eft toujours très convenable par raport aux effets, qui refultent du mouvement acceleré, fi effentiel à toutes les fievres.

28. Que de fecours nous prefente l'eau contre les fievres & leurs caufes ! que d'autres contre les affections fpafmodiques, qui font l'ame de toutes les maladies convulfives, dont le nombre eft tres ample ! Que d'autre enfin contre les autres acretés de toutes efpece !

29. Peu de perfonnes ignorent à prefent les ravages que font la Goute, le Scorbute, le Rheumatifme. Des experiences journalieres, variées & multipliées à l'excés, ont imbu les Medecins, des differentes formes, que prennent ces fortes de maux, comme à deffin pour furprendre les plus atentifs. Point de partie du corps, pour noble & relevée qu'elle puiffe être, qui ne fut fujette à leurs caprices. Que de maux differents fe prefentent fous ces idées ! Dont toute l'ame cependant confifte en acretés ; auxquelles par confequent l'eau prife à propos, eft un fecours infaillible.

30. Il eft vrai que dans les cas inveterés, ou les fels compofés abondent, il faut du temps & de la patience pour en venir à bout. l'Eau tres fluide & tres mobile, très difpofée d'ailleurs a fe rependre en vapeurs au moindre degré de chaleur, expofée au mouvement rapide de nos humeurs ; expofée au foyer des entrailles, ne peut guêres fejourner longtêms dans le corps. Ce n'eft pour ainfi dire qu'en paffant qu'elle effleure les parties falines, dont le fang & les humeurs abondent. De forte

que, si les sels sont composés (comme cela arrive toûjours dans les cas proposés) ce n'est qu'a la derobée qu'elle en detache quelques parcelles, son sejour n'etant pas suffisant pour les dissoudre à l'aise, attendus la resistance de leurs masses lourdes & pesantes.

31. Il faut, dis-je, du têms & de la patience pour arriver à son but; voila ce qui fait que ses bons effets ne sont ni si connus, ni si frequents. On se rebute bien-tôt d'une methode qui opere si lentement. On veut des effets prompts & rien de genant. Des organes d'ailleurs dès longtêms seduits par les appas trompeurs d'une liqueur enchantresse ne se prêtent qu'a regret à une autre insipide ou peu flateuse. On ne veut pas, ou on ne veut que trop tard, recuperer la santé à ce prix. Je ne demande cependant que de la constance dans ce remede, & j'ose promettre, sans trop risquer, la santé a ce prix, puisque l'eau, comme il est prouvé, est de nature à m'acquitter.

32. Le secours de cet element n'est gueres moins efficace contre la viscosité, ou grossierté des humeurs, qui engendre une infinité de maladies: cette lenteur ou epaississement du sang ne peut venir que de l'une de ces deux causes. 1. Du defaut de vehicule. 2. Du defaut de trituration, ou comminution, qui laisse aux particules du sang une surface trop étenduë.

33. Quand à la premiere, il est clair que l'eau est le seul & souverain remede ; puisque nous avons prouvé que ce qui écarte les parties solides, soit rameuses, soit globuleuses du sang; qui les rend volubles, & fluides, est une eau claire pure & simple, qui fait le trois quarts de tout la masse. (a)

(a) *Voié pag.* 58. *n.* 10.

De forte qu'à ce compte le fang n'eft qu'un liquide artificiel, au moien d'une certaine quantité d'eau
qui retient tous les principes écartés, par le concours du mouvement qui les agite : & pour peu
que ce mouvement vienne à ceffer, ou notablement diminuer, les parties groffieres & folides
s'attrouppent, & s'acrochent bien-tôt les une aux
autres, pour en faire une maffe plus ou moins
lourde & pefante. Comme on peut remarquer
après la faignée, & dans toutes les occafions, ou
le fang eft en repos. Ainfi dans ces rencontres l'eau
prefente toûjours un remede infallible.

34. Il n'en eft pas tout-à-fait ainfi de la feconde caufe de lenteur ou épaififfement, qui comme
nous avons vû, confifte dans une furface trop
étenduë des mêmes parties du fang. Il faut pour
lors un remede, dont l'action foit plus vigoureufe,
que celle de l'eau pure & fimple; quoiqu'à la verité elle ne laiffe pas de beaucoup contribuer, en
ce qu'écartant fes moleculles, elle en diminue la refiftance, & fait par confequent qu'elles cedent
d'autant plus facilement aux impulfions du cœur
& des arteres.

35. Mais comme il arrive fouvent, que l'un &
l'autre languiffent dans ces circonftances, il eft très-
à-propos, de combiner avec l'eau certains principes, qui concourrent à ranimer les forçes. C'eft
en quoi les eaux minerales emportent le prix:
comme nous verrons dans les chapîtres fuivants.
Entretêms qu'on reconnoiffe d'une maniere evidente que l'eau fimple eft le remede le plus univerfel, qu'il y eut dans la nature: à quoi l'on peut
ajoûter qu'il eft le plus facil, & que; fans être
fraieux, il eft le moins rebuttant.

CHAPITRE IX.
Ce que c'eſt que le Mars. Ses proprietés & vertus.

1. ON a donné le nom de Mars au fer, à raiſon de l'influence, que le Chymiſtes ont crûs trop legerement que cet Planete avoit ſur ce metal. Le Mars & le fer ſont donc une même choſe, qu'il convient de conſiderer en deux differens têms : 1. Au ſortir de la terre : 2. Au ſortir du feu. Conſiderée dans le premier têms, c'eſt une pierre, qui ne differre pas infiniment de l'Aimant : elle preſente dans tous les points de ſa ſurface, ſur-tout lorſqu'elle eſt recemment briſée, un briliant, qui etincelle, & pouroit en impoſer ſous les apparences de parcelles d'or, d'argent ou de cuivre.

2. Juſqu'ici le Mars n'eſt qu'une pierre, que les Artiſtes noment *Pyrite :* (a) ce n'eſt qu'au ſortir du feu, qu'il a proprement le caractere du fer ; etant pour lors celui de tous les metaux, qui aproche le plus de la terre, le moins ductil, quoiqu'a force de coups redoublés, lorſqu'il eſt rougis

au

(a) *Qu'on reconnoiſe ici la pierre, que nous avons trouvée dans les environs de la Fontaine de Marimont, & dont je fais mention à la pag. 12. n. 38. Pour qu'il ne manquat rien à cette decouverte, nous avons fait calciner la ditte pierre, & nous avons remarqué pour lors que l'Aimant ſe chargeoit d'une infinités de parcelles, qui s'élevoient incontinent de la cendre de cette pierre calcineé, & s'atachoient à lA'imant en guiſé d'une barbe tres epaiſe.*

au feu, il se laisse encore conduire en filamens très minces, qui servent aux instrumens de musique. Un autre caractere, qui le distingue encore des autres metaux, est que pour lors il repand des étincelles rouges, qui sont autant de parcelles de sa substance enflammées, qu'on peut appeller *Scories*.

3. Lorsque le fer est penetré du feu jusqu'au point d'être prêt à se fondre, si on le plonge sur le champ dans l'eau froide, il devient plus compacte, par consequent moins poreux, plus dur : en un mot il donne naisance à l'Acier, qui à ce compte, n'est qu'un fer très pur & très solide.

4. L'un & l'autre exposés au contact de l'air, de l'eau & de tous les sels, sont tres sujets à se roüiller; mais l'acier baucoup moins. Cette roüille, qui paroit dabord en forme de tâche rougeatre, examinée avec le microscope, represente des parcelles du Mars en forme de Cristaux : c'est donc une veritable solution qui s'en est faite: d'ou il conste que le Mars est de tous les metaux le plus facile a dissoudre, n'y aiant presque pas de dissolvant dans la nature, auquel il ne fut sujet. Il n'y a que l'huile, qui le préserve de la roüille ; encore doit-elle être preparée de façon, qu'elle ne contienne plus aucun sel manifeste : c'est pourquoi les terres absorbentes, comme craye, & autre, melées avec l'huile, la rendent, en absorbant son acide, plus propre à cet effet.

5. Ce n'est pas de nos jours qu'on s'est avisé d'ordonner le Mars interieurement , comme un remede propre à deraciner grand nombre de maladies rebelles. *Melampe* 150. ans avant *l'Esculape Grec* fut instruict par les vains & misterieux avis des Prêtres (*a*) que la roüille d'acier étoit un remede specifique contre la sterilité : il en conseille l'u-

F

(*a*) *Voiez* Le Clerx *Histoire de la Medecine pag*. 18.

ſage à *Ipbiclus* fils ds *Phylacus* l'un des Argounau-
tes, lequel *ne pœvant avoir d'enfants*, (*a*) *ne man-*
qua pas de ſuivre ce conſeil & d'en voir bien-tôt les effets.

6. Ce remede d'ailleurs en mille autres rencontres
doit être cenſé avoir des vertus d'autant plus cffica-
ces, que c'eſt à la ſcule experience, ſouveraine
Maitreſſe en toute choſe, qu'on en eſt redevable.

7. Ce ne fut jamais la nature de ſes principes
conſiderés ſeparément, ou unis tous enſemble qui
determina à s'en ſervir : cette connoiſſance n'auroit tout au plus fournit que des idées vagues, qui
ne peuvent conduire qu'a des bien foibles conjectures. En effet, les ſels, les ſouffres, & la terre,
dont ce metal eſt compoſé, que peuvent-ils éta-
ler de ſolide propre à developer ſon action, ſes
proprietés ? Ne ſont-ce pas choſes triviales, dont
l'empire eſt trop étendu, pour pouvoir en raiſonner avec fond ? Il falloit des effets réſultans de ſon
action ſur nos organes, pour être conduit avec ſurté.

8. Le premier & le plus ſenſible de ces effets,
eſt celui, qui ſe fait ſentir lorſqu'on reçoit à la bouche le Mars en ſubſtance ou en teinĉture. Un gout
adſtringent, qui fronce les levres, la langue & toute
la membrane qui tapiſe la ſurface interieure de la
bouche, joint à une abondante expreſſion de ſa-
live a pu ſervir de guide aux curieux (*b*). Rien

(*a*) *Cet exemple peut ſervir à prouver la vertu pro-*
lifique des eaux ferrugineuſes en general. (& ſur tout de
celles de Marimont où il eſt demontré que le Mars volatil
abonde) tant à l'égard de l'un que de l'autre Sexe

(*b*) *Outre pluſieurs raiſons rapportées dans le Cha-*
pitre précedent, qui prouvent evidâment que les eaux
de Marimont ſont ferrugineuſes, on doit en reconnai-
tre une autre dans ſon gout adſtringent, qui eſt miſe
hors de conteſtations par des faits inconteſtables. Voié
pag. 50. n. 14. 15. 16.

ne fut plus naturel que de conclure de ce *fait*, que
Mars etoit adftringent & aperitif. (*a*) Qualités
refte qu'il a conftâment confervées dans prefque
tous les livres, qui en ont traité jufqu'à préfent.

9. Mais comme ces qualités fembloient renfermer quelque contradiction, on trouva bon d'y ad-
jouter cette reftriction : fçavoir *que le Mars étoit
adftringent ou aperitif, felon fes differentes prépara-
tions* : reftriction & précaution, que des experiences ulterieures rendirent inutiles & vaines; puifqu'on
remarqua que le Mars, qu'on crut adftringent par
fa préparation, devenoit effectivement aperitif à
l'egard des uns, adftringent à l'egard des autres : il
en fut de même, par une raifon renverfée, de celui qu'on crut aperitif par fa préparation : de forte qu'on ne put s'empecher de conclure que la vertu adftringente ou apertive du Mars, ne dependoit
pas tant de fa préparation, que d'une certaine conftitution des parties, fur lefquelles il portoit fon action.

10. Du refte par une fuite inévitable de ces re-
flexions, on dut le préfcrire dans tous les cas, ou
il s'agiffoit de refferrer ; & dans les autres, ou il
s'agiffoit d'ouvrir : beaucoup plus dans ceux, ou
l'une & l'autre de ces indications avoient lieu ; perfuadé qu'on étoit que la difpofition inrerieure devoit
correfpondre aux indications faites par la nature.

11. Sous la premiere de ces indications font
comprifes toutes les maladies, que le relachement
des fibres fomentent, ou accompagnent : telles que
font prefque toutes les maladies froides ; cachexie,
pales couleurs, hydropifie. Sous la feconde paroif-
fent celles qui dependent d'obftructions : comme
font les maux de Rate, l'Hippocondrie, les tumeurs
fchirreufes, ou fcrophuleufes naifantes; les Phtifies dans leurs premiers degrés. ＼　F 2

(*a*) *Adftringent par le* froncement : *aperitif par*
l'expreffion de falive.

12. Et comme le relachement des fibres ne se trouve presque jamais sans obstruction (*a*) & que celle-ci est aussi souvent unie au relâchement (*b*), ce n'est qu'a notre plus grand avantage, que ces deux qualités se trouvent si bien réünie dans le Mars, que l'une & l'autre peut produire ses effets en même tems & sur le même endroit ; la disposition étant supposée.

13. Par son adstriction il raproche & rafermit les parties relachées ; celles ci consequâment reagissent sur les humeurs croupissantes, ce qui suffit pour lever l'obstruction, quoiqu'à la longue. Voilà des effets des qualités adstringentes & aperitives sur le même endroit.

14. Ces effets sont bien plus sensibles & plus visibles lorsque le Mars provoque des évacuations en certaines personnes, qu'il tarit dans d'autres : lorsque dans la même personne, il provoque les unes & tarit les autres en même tems ; & toujours conformement aux besoins de la nature : ce qui n'est ni nouveau, ni rare en pratique ; sur tout à l'egard des Regles, que le Mars rapelle, lorsqu'elles manquent, qu'il fait cesser, lorsqu'elles sont viciées, ou excessives.

15. Pour en avoir une idée plus juste, il suffit de remarquer que le Mars par cette adstriction, dont il donne des indices à la bouche (*c*) raproche (comme il est dit) & rafermit les fibres trop relachées ; ce qu'il ne peut executer sans une irritation moderée. De ces deux actions coulent comme de source tous les effets, que nous admirons.

16. Les fibres & les vaisseaux rafermis & moderément irrités, reagissent à proportion sur les

(*a*) *Voiez pag.* 70. *n.* 13. (*b*) *Voiez pag.* 92. *n.* 19. 20. (*c*) *Voiez pag.* 82. *n.* 8.

humeurs : celles-ci plus vivement & uniment agitées, fe brifent, s'affinent & fe tranfportent par
tout avec plus de liberté. D'où il arrive que l'e-
paififfement fe corrige, les acretés & immondices
fe degagent, les digeftions fe retabliffent : en un mot
la matiere des evacuations eft prête, les obftructions font levées, le mouvement dans l'ordre eft
fuffifant. Que manque-t-il pour que les évacuations
naturelles fe retabliffent ? La matiere eft prête,
l'impulfion fuffifante, la liberté retablie : voila
je penfe, tout ce qu'il faut pour que la chofe s'execute à fouhait; & c'eft dans ce fens, que le Mars,
par fa qualité adftringente devient aperitif.

17. Il n'eft pas moins adftringent au befoin :
S'agit-il d'arêter une évacuation inutile ou exceffive, qu'un fang trop diffout laiffe échaper de
fon fein; qu'une irritation immoderée, un tranfport d'humeurs, fournit mal apropos aux organes
deftinés à ces évacuations ? Voila des caufes, qu'il
faut anéantir, detourner, ou modifier.

18. Le Mars fatisfait à toutes ces indications.
En retabliffant les digeftions il pourvoit à la con-
fiftance du fang : par fon irritation uniforme &
moderée, il rapelle & retient les humeurs dans
leur direction naturelle, fronçe & referre, s'il le
faut, les parties qu'une trop grande fenfibilité oc-
cupe, & tarit confequemment l'évacuation, fuite
inevitable d'une conftitution trop fenfible de ces
organes violemment agacés.

19. Il ne fera pas moins efficace, fi une évacuation defordonnée à lieu par le relachement des
extremités des conduits, qui en pareils cas, fourniffent incefsâment matiere à un écoulement habi-
tuel. C'eft pour lors que fa vertu aftringente paroit dans tout fon jour. C'eft par cette raifon qu'un

Larmoyement continuel, un flux de ventre inveteré, une incontinence d'urine; les fleurs blanches &c. trouvent un remede certain dans son usage ordonné avec methode.

CHAPITRE X.

Vertus des eaux de Marimont établies sur des experiences incontestables dans toutes les maladies, qui dependent d'obstruction.

1. Aiant suffisâment developé & prouvé tous les principes, qui entrent dans la composition des eaux de Marimont : aiant de plus examiné la force & les proprietés des principaux d'iceux en particulier, il s'agit de demontrer de plus prés leurs vertus, & determiner au juste les maladies en general, ou, ce qui est bien plus à propos, les cas particuliers, auxquels *le composé des susdits principes*, c'est à dire les eaux *dans toute leur substance*, sont specifiques ou convenables.

2. Quoique l'experience ne soit pas encore aussi affermie qu'elle sera, & que par consequent, pour établir solidement les vertus de ces eaux, il faille avoir recours à certains raisonnemens, dont le faux brillant, dans nôtre profession sur-tout, est aussi dangereux que seduisant; nous ferons en sorte cependant de ne point donner dans ces piéges.

3. C'est pourquoi nous nous sommes proposés de marcher toûjours côte à côte de l'experience, & d'éviter soigneusement de prendre le large dans une mer si fertile en naufrage, avant de nous être assuré de cette souveraine Maîtresse, qui fût la tramontane des anciens & sages Patriciens, qui doit être la boussolle de nos jours.

4. Heureusement dans le cas present, nous pou-

vons bâtir sur des Analogies d'autant plus certaines, que depuis plusieurs siécles on reffent les effets des eaux minerales en general.

5. La fimilitude des principes de celles de Marimont avec ces autres, dont les bons effets font
déja connus, nous conduira, & la difference même
fervira à nous fixer; d'autant plus que cette difference, que l'on remarque dans les eaux de Marimont, ne confifte que dans une modification avantageufe des mêmes principes.

6. Les principes les plus dominants dans ceux
ci, font, outre l'eau claire & fubtile, animée de
quelques volatils, l'acier, ou le Mars; aux quels
il faut ajouter un peu de terre abforbante, & un
fel de la même nature. Voiez *pag.* 17. *n.* 20. 22.
pag. 15. *n.* 6.

7. Les mêmes principes fe trouvent & dominent dans les eaux de Spa & autres.

8. Il eft prouvé par des experiences marquées
au coin de l'antiquité la plus reculée, que ces autres eaux font fpecifiques dans les obftructions, &
toutes les maladies, qui en dependent. Telles que
font dans les hommes, les maux de Ratte, de foye,
les affections hypocondriaques: dans les femmes les
maux de mere, les retentions des mois, les pales
couleurs: dans les uns comme dans les autres, les
phtifies, les langueurs; & toutes les maladies convulfives.

9. La fimilitude des principes ne nous laiffe aucun lieu de douter que celles de Marimont ne foient
fouveraines dans les mêmes maladies; fur-tout
puifqu'il eft hors de conteftation, que les bons effets, dans ces fortes de maladies, doivent être attribués à la fubtilité de l'eau confiderée en elle même, & jointe à ces autres principes moderément
volatils & martiaux.　　　F 4

10. La preuve de ceci marche de pair avec les experiences le mieux établies ; d'autant qu'elle a pour base les loix les plus incontestables de la circulation du sang.

11. En effet ; les obstructions ne peuvent être levées que par une cause, qui agit sur elles, & dont la force soit proportionée à la résistance d'icelles ; les surpasse même, autant qu'il est besoin, pour les anéantir dans le conflict.

12. Ce ne sera donc que par la connoissance parfaite de ces obstructions, si souvent levées par l'usage des eaux minerales, qu'on pourra determiner au juste quels sont leurs principes les plus efficaces.

13. C'est sur cette connoissance principalement que doit poser l'Analogie établie entre celles de Marimont & les autres.

14. C'est de la même connoissance qu'on doit tirer les raisons de prééminences de celles de Marimont sur beaucoup d'autres : eû égard sur-tout à l'avantageuse constitution de leurs principes, qui, quoique mêmes en nature, different neanmoins en modification. Voilà des points qui restent à discuter dans le cours de cette dissertation. Commençons par les obstructious

CHAPITRE XI.
Ce que c'est qu'Obstruction ? Quelles sont ses Causes & ses Effets ?

1. PAr Obstruction on comprît de tout têms dans la Mechanique, *La situation de quelque Canal, qui mette obstacle à l'écoulement des eaux, ou quelqu'autre liqueur que ce puisse être.*

2. Le mouvement de nos humeurs étant suffi-

samment prouvé dans les vaisseaux , rien ne fut plus naturel que l'application de ce terme d'obstruction au defaut de ce mouvement progressif.

3. Cette doctrine Pathologique (*a*) n'a jamais eu plus de force ni plus de vogue que depuis la decouverte de la circulation du sang ; sur-tout lorsqu'il fut prouvé que la vie consistoit dans cette circulation , telle qu'elle puisse être ; & que la santé, au surplus, exigeoit une circulation libre, aisée, uniforme & moderée dans toutes les parties du corps.

4. De ce principe plusieurs Medecins célébres conclurent que toutes les causes immediates des maladies devoient se reduire à l'obstruction : & comme ils crurent, (seduits par les apparences de la même mechanique) les vaisseaux toûjours prêts à recevoir les humeurs, & leur livrer passage, ils ne chercherent les causes des obstructions que dans le sang & les humeurs.

5. Pour n'entrer dans cette matiere, qu'autant que la nature du sujet l'exige, il faut remarquer que les vaisseaux, qui conduisent nos humeurs, sont en cela different des canaux mechaniques, que par une perpetuelle alternative de constriction & de dilatation, ils contribuent infiniment à la progression de nos humeurs ; d'autant qu'ils les reçoivent en se dilatant , & qu'ils les repoussent au contraire & les chassent en se resserrant.

6 C'est la raison pourquoi ce mouvement de constriction & de dilatation est à proportion plus manifeste & plus violent, que nos humeurs ont un plus long trajet à faire ; ou doivent se porter avec plus de rapidité, surmonter plus d'obstacles.

(*a*) *Pathologie est un terme derivé du Grec qui signifie* connoissance des causes des maladies.

7. Voila ce qui fait, que le cœur & les arteres ont tant de force, & que le ſang de ces endroits jaillit toujours avec une impetuoſité étonnante.

8. Il eſt prouvé d'ailleurs par des experiences inconteſtables, que le mouvement de conſtriction & de dilatation dans les vaiſſeaux & autres parties ſolides du corps, a tant d'influence ſur la progreſſion des humeurs, que s'il vient a ceſſer dans quelques endroits, ou diminuer notablement, les humeurs croupiſſent toujours à proportion.

9. Que ſi, au ſurplus, il diminue ou il ceſſe dans les parties, dont l'action rejaillit ſur tout le corps; tout le corps s'en reſſent dans le même inſtant; & dans le dernier cas la circulation ceſſe avec la vie; dans le premier, les forces baiſſent toujours à raiſon de cette diminution.

10. Il ſuit de ce principe qu'on doit neceſſairement reconnoitre une cauſe du defaut de progreſſion, ou de circulation du ſang & des humeurs, & par conſequent d'obſtruction, dans le derangement des vaiſſeaux & autres parties ſolides du corps.

11. De ſorte que les obſtructions pourront ſe former de trois manieres : ſçavoir premierement par *le defaut de fluides.* Deuxiemement *par le defaut de ſolides.* Troiſiemement *par le defaut de tous le deux enſemble.*

12. Dans le premier cas c'eſt une lenteur, groſſierté, ou viſcoſité d'humeurs, qui les rend peu propres à penetrer une infinité de canaux, dont la fineſſe eſt extrême, les trajets ſerpentins, repliés en milles differentes manieres, formant dans tous les viſceres des méandres ſans fin, qui ſont autant d'obſtacles à ſurmonter.

13. Dans le ſecond cas, c'eſt un relachement

ou une rigidité des fibres & des vaisseaux qui en sont composés, qui ralentit leurs oscillations reciproques, & au surplus en dernier lieu , par leurs constrictions ou fronçemens, retrecit les passages : ce qui ne peut manquer en tout evenement de retarder la progression des humeurs , & leurs occasioner des sejours, qui doivent être à charge aux parties, les embarasser dans leurs fonctions plus ou moins, selon leurs poids , leurs qualités : selon l'étenduë de l'obstruction.

14. Que sera ce, si l'on peut prouver que l'un de ces defauts (j'entens des fluides & des solides) ne va presque jamais sans l'autre ; ce qui est d'autant plus probable que des humeurs croupissantes par quelque defaut que ce puisse être, ne peuvent manquer de s'épaissir, & d'agacer les parties ou elles sejournent.

15. De forte, que de quelque coté que l'obstruction vienne, lorsqu'elle est formée , elle offre toujours au Medeçin un double sujet d'attentions ; dont l'un concerne l'humeur ralentie & croupissante dans les fibres & les vaissaux ; l'autre les mêmes fibrés , les mêmes vaisseaux plus ou moins irrités par les humeurs susdites.

16. Ce font, dis-je , deux compagnes d'autant plus inseparables , que l'une engendre toujours l'autre ; d'autant plus dangereuses , qu'elles concertent la ruine de la santé.

17. Un autre objet digne de consideration , qui a aussi lieu dans certaines obstructions , est le relachement des fibres & des vaisseaux.

18. Ce defaut , comme nons avons déja vü , peut occasioner l'obstruction ; mais il ne subsiste guéres avec elle ; d'autant que ce sang croupissant ou ralenti dans son mouvement, irrite toujours, par son poids, les parties ou il sejourne ; les engor-

ge & les farcit par son volume, d'ou resulte encore une tension plus ou moins sensible.

19. Mais en revange ce même defaut (relachement s'entend) est presque toujours une suite de l'obstruction, lorsque par un transport de ce sang croupissant, elle vient à changer de place.

20. Ces parties pour lors necessairement affaisées sont dans un état opposé au precedent, qui etoit tension, gonflement. Fatiguées d'ailleurs par les irritations precedentes ne peuvent manquer d'être dans une espece de defaillance.

21. Sera-t-il après cela étonnant que les maladies qui dependent d'obstructions, pour peu qu'elles soient inveterées, soient si opiniatres & si rebelles ? L'état des parties souffrantes n'est il pas toujours de sa nature tres difficile a retablir ? Qui dit relachement, dit un moindre degré de paralisie. Qui dit tension, rigidité, sensibilité, dit état qui engendre & fomente toutes les maladies convulsives. Or l'un & l'autre de cette espece ne sont-elles pas prouvées par l'experience très difficiles à guerir ? Pour ne rien dire de la paralisie, qui est une verité si connuë, qu'elle saute aux yeux d'un chacun ; les maladies convulsives, dont la mere est l'Epilepsie, autrement dit *Mal Caduc*, ne sont elles pas des plus opiniatres ? Il suffit encore d'envisager l'asthme convulsif, ou les maux de mere, dont l'ame consiste en convulsions, pour en être pleinement convaincu.

22. Je pourrois au surplus prouver cette verité par la difficulté qui se rencontre à trouver un remede, qui puisse s'accommoder à des indications si opposées & si difficiles à remplir ; mais comme cela merite bien une discussion particuliere, je le reserve pour un chapitre destiné à cette fin ; ou je

prouverai que les eaux minerales font, à proprement parler, le feul remede dans la nature, fur l'efficacité du quel on puiffe abfolument compter dans ces occafions. Avant tout il convient de difcuter plus meurement les maladies, qui dependent d'obftructions, dont la mere fouveraine eft fans contredit l'Hippocondrie : maladie d'ailleurs, qui doit faire l'objet de cette differtation d'autant plus digne, que de tous ceux qui frequentent les eaux minerales, & à qui elles conviennent les plus par excellence, les Hippocondres font certainement les trois quarts : partant foit.

CHAPITRE XII.

De l'Hypocondrie. Que tous les Simptomes qui Caracterifent, & accompagnent cette maladie, dependent immediatement des Obftructions de la Rate (que les Anglois *nomment* Splin) *& autres parties comprifes dans la capacité du ventre.*

1. QUoique les Obftructions puiffent fe former par-tout, l'experience enfeigne qu'elles prenent comme à tâche d'ataquer principalement le bas-ventre, & les Hypocondres (*a*)

2. Il eft vrai que la nature du fang, qui circule dans ces endroits peut y contribuer baucoup, de même que plufieurs caufes que l'intemperance

---

(*a*) *Les Anatomiftes nomment* Hypocondre *l'efpace compris fous le defaut des côtes tant de l'un que de l'autre côté : dans ces fens il y a deux Hypocondres ; l'un droit, l'autre gauche : dans le premier eft compris le* Foye, *dans le fecond* L'eftomac, *la* Rate.

fait paſſer a l'eſtomac, & autres entrailles du bas-
ventre.

3. Ce ſang, à ce que l'on prétend, eſt de ſa
nature plus groſſier, plus épais ; mais pour ne fa-
voriſer aucun ſiſtême, dont le ſeul nom me de-
plait, lors qu'il s'agit de tirer des conſequences,
qui ont des ſuites dangereuſes, il eſt demontré que le
ſang, qui de la Veine porte (*a*) ſe repend dans la
ſubſtance du foye, a deja circulé par-tout le bas-
ventre, s'y eſt depouillé de ce qu'il avoit d'actif,
ſans rien recevoir, qui pût le ranimer.

4. Bien loin de la : ce ſang n'aiant eut liaiſon
qu'avec des endroits, qui abondent en humeurs
groſſieres ou indigeſtes, ne peut guéres entrainer que
des choſes plus propres à le ralentir. Auſſi voions-
nous que la bile, qui s'en ſepare, donne des preuves évidentes de cette lenteur.

5. Pour peu donc que quelqu'autre cauſe s'en
mêle, en voila aſſés pour donner naiſſance à l'ob-

(*a*) *On entend par* Veine porte *un tronc contenu
vers le milieu du bas-ventre, dont les deux extremités
ſe terminent en une infinité de branches : celles d'en haut
aboutiſſent au* foye : *celles d'embas à tous les* boiaux.
*Vers le milieu du tronc aboutiſſent encore pluſieurs bran-
ches, qui proviennent de* L'eſtomac & *de la* Rate
*ſitués au coté gauche. Le mouvement du ſang dans cette
Veine ſe fait de bas en haut ; de gauche en droite : de
ſorte que le ſang y paſſe de tous les boiaux, de l'eſtomac & de la* Ratte *pour être porté au foye. Voila
pourquoi cette Veine eſt appellée* porte ; *parce que contraire à toutes les autres* Veines, *elle porte le ſang ailleurs qu'au* Cœur. *Les Allemans l'appellent la porte de
tous les maux,* porta malorum ; *parce qu'elle eſt la
ſource de tous les ſimptomes des Hypocondres.*

struction : fut-elle legere dans sa source, negligée, ou maltraitée elle empire, & peut passer par degrez au comble de desordres.

6. Qu'on ne s'imagine pas au reste, que selon cet exposé, l'obstruction doive seulement avoir lieu dans le *Foye* ? Je veux qu'à la rigueur elle commence assés souvent par là : les râports de tous les vaisseaux du bas-ventre, la rendront bien-tôt generale, ou tout-au moins alternative entre toutes ces differentes parties.

7. Pour la faire passer d'un hippocondre à l'autre, il suffit de sçavoir que le sang du côté gauche, passe au côté droit, au moien de la veine-porte; dans laquelle il croupira plus ou moins, selon que son passage sera interrompu par l'obstruction du *Foye*.

8. Il croupira par consequent de même dans l'Estomac, dans la Rate, qui sont du côté gauche, renfermés sous l'hipocondre de ce nom, & qui transmettent par le même canal tout leur sang au *Foye*. Ce qui suffit pour établir un commerce de douleurs entre un hypocondre & l'autre.

9. Mais si nous remarquons que c'est dans le tronc de cette veine porte, que conflue presque tout le sang du bas-ventre, nous ne serons guéres en peine de conçevoir tous les differents rapports des parties, que cette capacité renferme.

10. Rien de plus commun chez ces Hypocondres, qu'un alternatif, ou complication des Simtomes du *Foye*, *de l'Estomac*, *de la Rate*, *& des Boyaux*, qui se manifestent par des points, lancures, poids, angoisses, ou gênes : borborigmes, flatuosités, vomissemens, appetits dereglés.

11. Lorsque le mal est fort étendu, ou general, on en rend raison par une Obstruction pres-

que univerſelle qui gêne par-tout la Circulation.

12. Lorſqu'il eſt alternatif avec quelqu'unes de ces parties , on a recours à la communication des vaiſſeaux ci-deſſus mentionés ; en conformité de laquelle le ſang repouſſé violemment de quelques de ces endroits ne peut manquer de porter le deſordre ailleurs , par les engorgemens qu'il y occaſionne : cette doctrine eſt d'autant plus plauſible qu'en effet ces alternatifs n'ont coutume de ſe faire ſentir , qu'entre les parties qui ont enſemble un commerce immediat : c'eſt ainſi qu'on les voit regner entre le *Foye* & la Rate ; entre celle-ci & l'Eſtomac : entre les boyaux & toutes les parties ci deſſus enoncées , leſquelles communiquent toutes enſemble , au moien de la Veine-porte. Voiez *lit. a pag.* 94.

13. Rien n'eſt donc plus naturel que de voir des tumeurs ou douleurs à la region du Foye , quelque fois joints à la jeauniſſe , ſucceder à des maux ou gonflemens de Rate. Il en eſt de même des coliques d'eſtomac , vomiſſemens ſimples , ou juſqu'au ſang , qui ſuccedent au mêmes ſimptomes. &c.

14. Quand aux cauſes , qui ſe gliſſent ſous l'intemperance ; il ſuffit de remarquer que l'eſtomac & les boyaux , qui ſupportent les premiers efforts de ces defauts , tranſmettent auſſi tout leur ſang à la *Veine-porte* ſuſditte ; & que d'ailleurs ce ſang participe neceſſairement de la qualité du chyle & des alimens , s'altere comme eux , & ſe trouve par conſequent expoſé aux deſordres occaſionnés par ces excès , pour deux raiſons. 1. Par le défaut des Vaiſſeaux. Voiez *pag.* 90. *n.* 13.

2. Par le mélange , qui ſe fait d'une partie des alimens avec le ſang , qui circule dans ces endroits.

15. De

15 De forte , que fi, a l'occafion de cette intemperance, les fibres & les vaiffeaux contractent
quelques conftrictions , ou relâchemens ; fi le fang
par le conflux d'un fuc trop abondant , ou trop
indigefte, vient à s'épaiffir ; voila qui fuffit pour
donner naiffance à l'Obftruction , & faire fentir
vers le milieu du ventre un poids, une gêne, ac-
compagnés de quelques larçures, ou gonflemens,
&c.

16. C'eft un fang croupiffant, qui occafionne
ces Symptomes, qui ne chargeront de place & de
nature , que lorfque ce même fang fera repouffé de
ces endroits par des Conftrictions fpontanées.
Qu'il eft à craindre pour lors, qu'il n'aille porter
le trouble ailleurs par fon poids, fa quantité ; fa
fougue ! Voiez *pag. 95. n. 7. 8. 9.*
Qu'il eft à craindre qu'il n'aille agacer l'Eftomac,
la Rate, & fucceffivement le Foye ! ou celui-ci
premierement, & fucceffivement les autres : peut-
être tous enfemble , felon les differentes difpofitions, qu'il trouvera dans fon paffage , ou dans
ces parties.

17. Il ne fera donc plus étonnant que les obftructions fe forment plûtôt au bas-ventre qu'ailleurs. Il le fera encore beaucoup moins, qu'un fang,
qui croupit, occafionne des gênes & des angoiffes differentes, felon la diverfité des parties où il
fe porte : prefque par tout, quoique fucceffivement , des points douloureux & fugitifs ; tantôt
à droit, tantôt a gauche : tantôt entre les épaules ; ou dans les reins.

18. Si le mal eft plus étendu, l'inquietude eft
generale , & ne permet guéres de refter long-
têms dans la même fituation : fi on eft debout,
on veut s'affeoir : affis, on fe panche d'un côté,

& bien-tôt on se laisse entrainer vers l'autre: peu content, on se courbe, on se replie de mille manieres, & par-tout on reconnoit, que le mal indomptable sçait s'accommoder à toute forme, sans donner autre relâche, que celle qui se glisse sous les differens mouvemens, qu'on communique aux humeurs par l'agitation du corps. Cette douce tranquillité, qui fait les delices d'un repos necessaire & recherché, est inconnüe à ces infortunés, qui ne ressentent jamais plus les effets fâcheux d'une agitation inquiete, que lorsque desireux du repos, ils restent dans l'inaction. C'est pour lors qu'il leur semble que toutes les parties ci-devant énoncées gemissent sous le poids d'un fardeau accablant.

19. C'est bien pis, lorsque cette gêne s'attache specialement à l'estomac, aux boyaux. Les fibres nerveuses de celui là, puissamment ébranlées, portent souvent le desordre jusqu'au cœur ou à la tête: d'où naissent ces palpitations, ces petites defaillances, si formidables aux hypocondriaques: ces vertiges passagers, égaremens, ou perte de vüe joints à un engourdissement general, non sans crainte d'un prochain aneantissement.

20. Et comme cette partie nerveuse peut s'écarter de sa modulation naturelle chaque jour differemment, il n'est point étonnant de voir des scénes toûjours nouvelles, souvent ridicules: d'autant que la conspiration parfaite de cette partie avec l'organe immediat de l'ame, trace le chemin à des irresolutions étranges, des égaremens passagers.

21. Le genre nerveux susceptible de ces impressions fautives, se demonte: on se fait d'abord des idées singulieres de la nature de son mal: on

accuſe les preſtiges, les enchantemens, les mau-
vaiſes mains. D'autres mieux inſtruits, & mis en
garde contre ces préjugés vulgaires, ſe ſauvent du
côté des cauſes, pour ſe perdre avec le reſte dans
les effets.

22. Ici c'eſt un nez qu'on s'imagine d'une longueur prodigieuſe ; là c'eſt une tête de cire qu'on
n'oſe expoſer à la chaleur, crainte qu'elle ne ſe fonde: preſque par-tout ce ſont des imaginations viciées, qui groſſiſſent ſi prodigieuſement les objets,
que toutes les attentions de la vie ſe reduiſent à
menager, par des ſoins étudiés & ridicules, une
ſanté qu'on n'aura jamais ; ou du moins, dont jamais on ne ſera content.

23. C'eſt ſur ces remarques, que le public ſe
fonde, lorſque, ſous le nom *d'Hypocondre*, il
ne comprend que les malades imaginaires, croiant
par erreur que tout conſiſte dans cette imagina-
tion depravée.

24. Voilà pourquoi la compaſſion ne pouvant
trouver place, ou les maux reels ne ſont pas, on
les abandonne à la malignité du cœur, qui eſt ſon
état le plus naturel : & ces infortunés mis en
proye aux plaiſanteries ironiques & ſanglantes, n'o-
ſant paroitre ſous la forme d'hypocondre, s'en
defendent avec d'autant plus de chaleur, qu'ils ſe
croient, convaincus par leurs ſouffrances, exempts
de cette tâche diffamante.

25. Il arrive ſouvent, par un ſpeƈtacle aſſés
divertiſſant pour les rieurs, que le plus grand
nombre des buveurs d'eau étant de cette eſpece,
chaque en ſon particulier, s'applaudit de n'en point
être, & ſe joint avec les rieurs contre ſes confre-
res, ou plûtôt contre ſoi-même : & comme dans
ces aſſemblées on a la complaiſance de n'offencer

perſonne en face , on devient, ſans le ſçavoir, preſ-que tour à tour , le loup dans la fable.

26. Bien des gens prévenus à l'excés , ne re-viendront pas facilement de leur opinion, & croiront peut être toujours que toutes leurs plain-tes roulent ſur le même principe. Un nez qu'on leur figure de la longueur d'une aulne, quoiqu'il n'eut que la forme ordinaire, joint à beaucoup d'au-tres folies de cette eſpece, forme un préjugé ter-rible contre tout ce qu'ils peuvent avancer au ſur-plus. Auſſi n'eſt ce, que par une attention peu commune, qu'on démêle ce qui eſt réel, d'avec ce qui ne l'eſt pas. On comprend d'abord que des idées auſſi ſingulieres ne ſont pas produites ſans cauſe. On comprend que cette cauſe doit être materielle, & bleſſer les organes. Cela poſé, il n'eſt queſtion que de la maniere, qui, à la verité, peut par ſa multiplicité, devenir embaraſſante ; mais une chai-ne d'obſervations ſemblables en tout point , ſert merveilleuſement à éclaircir la choſe.

27. En effet, preſque jamais d'idées pareilles, ou l'eſtomac ne ſouffre, & dont les derangemens ſe manifeſtent par des tenſions, gonflemens, renvois ou rots, vomiſſemens. L'appetit ſe deregle de toute façon ; rien d'uniforme, ni de ſtable dans cette fon-ction, qui doit faire la bâſe & le ſoutient de la vie & de la ſanté. Tantôt ce ſont des averſions , des degouts, qui engagent à une diette outrée : bien tôt ce ſera un appetit exceſſif, qu'une mangeaille effrayante poura à peine aſſouvir.

28. Le ventre n'eſt non plus exempt de ce deſor-dre que le reſte ; aujourd'hui conſtipé d'une ma-niere a mettre le tout en gêne ; demain des evacu-ations frequentes & ſereuſes annonceront une ir-ritation exceſſive.

29. Enfin la nature toujours attentive à conserver ou rétablir l'équilibre si necessaire à la santé, ne pouvant rien effectuer dans ces endroits, nous convainc que les desordres y sont reels & notables.

30. Les hypocondriaques de tout tems ont indiqué la même source par les mêmes Simptomes. Tous les Medecins tant anciens que modernes ont signifié la même chose par la denomination de cette maladie : *Hypocondre* en Medecine, comme nous avons déja vû, ne signifiant autre chose, que cette espace compris sous le defaut des côtes, tant de l'un, que de l'autre côté : comme s'ils avoient dit : *Maladie si dependante des Hypocondres, & des parties y comprises, que son essence, sa source & residence, semblent se confondre avec eux.*

31. Il n'est pas jusqu'aux instincts, s'il est permit de risquer cette expression, qui ne conduisent à cette idée. Point d'Hypocondre, pour idiot qu'il puisse être, qui ne cherche des remedes, dont l'action donne sur ces endroits : signifiant toûjours (conduit par cette espece d'instinct) c'est ici ou le mal gît; c'est ici ou le remede doit agir. De la vient le frequent usage des vomitifs & purgatifs, de toute espece : de la les pilules laxatives, & autres semblables aperitives.

32. De sorte qu'il semble que la nature même se declare en faveur de cette opinion, si l'on doit dire opinion, ce qui est prouvé par des faits si demonstratifs.

33. Il est vrai qu'à présent on est revenu de toutes ces evacuations grossieres & sensibles; une longue, mais triste, experience a fait connoitre, que les remedes destinés à cette fin, violens assés souvent, étoient d'une dangereuse consequence.

34. Mais quoique l'experience semble ici dé-

mentir ce qu'elle avoit annoncé d'abord, enveloppée fous des raifonnemens feduifans , & que par confequent le Medecin douteux ne fçache plus a quoi s'en tenir ; cependant il ne s'eft pas pour cela relaché des premieres & plus fortes impreffions : il a toûjours crû la fource du mal bien etablie , quoique les grands remedes ne fe trouvaffent pas les meilleurs : c'eft pourquoi, toûjours guidé par le même principe, il s'eft avifé de modifier la même methode, s'imaginant que le mauvais fuccés des grandes evacuations, ne pouvant être attribués qu'aux fortes & violentes irritations, il fuffiroit de rendre la même action plus douce & plus moderée, laquelle fuffifâment reiterée, pouroit conduire à la même fin, fans expofer aux mêmes dangers. La Magnefie blanche trouve ici fa place, de même que les pilules gommeufes, les apozemes laxatives, & mille autres differentes preparations, dont toute l'action confifte à evacuer lentement, tout ce qui peut croupir dans le fond de l'eftomac & des boyaux ; tout ce qu'on croit pouvoir être ataché à leurs parois : fans cependant qu'aucun d'iceux eût pû deraciner le mal : preuve très certaine que ce n'eft pas là qu'il refide ; car fi cela étoit, tant d'evacuations reiterées, & fi adroitement menagées, n'auroient pû manquer leur coup.

35. Convenons donc, que puifqu'il eft prouvé que le mal des Hypocondres gît dans ces endroits, & ne peut neanmoins en être chaffé par aucune evacuation naturelle ou artificielle, il faut de neceffité que fa refidence ne foit pas dans la cavité de l'eftomac, ni des boyaux ; mais bien dans la fubftance de l'un, de l'autre, ou de tous les deux.

36. Et à la verité peu importe à la nature des simptomes, que la caufe refide dans le fond ou dans la fubftance de ces parties; elle n'en fera même que plus à portée de produire fes effets, dans le dernier cas; puifqu'il eft prouvé que toute fon action confifte à mettre la fubftance nerveufe en gêne, & que cela ne peut s'exécuter que de deux manieres. 1. Par irritation. 2. Par une extenfion forcée, qui violente leurs états naturels.

37. Il eft évident que l'un & l'autre feront d'une exécution plus aifée, lorfque la caufe même gênée & mife à l'étroit donnera par tous les points de fa furface fur les endroits les plus fenfibles.

38. Or voilà ce qui ne peut manquer d'arriver lorfque les caufes fufdites font renfermées dans les interftices des fibres & des vaiffeaux prefqu'imperceptibles, dont les differens contours & replis forment les parois de l'eftomac & des boyaux.

39. Outre que la nature du mal & fon opiniatreté nous conduifent à cette idée, les perfonnes dans lefquelles il fe forme, le têms & la maniere concourent à ne nous laiffer aucun doute.

40. Tout le monde fçait que cette maladie eft plus propre aux hommes qu'aux femmes; qu'elle furvient à l'âge viril, dans ceux qui menent une vie fedentaire; fur-tout fi les travaux d'efprit s'en mêlent, foit par l'étude, foit par les paffions : c'eft pourquoi les Ecclefiaftiques & gens de Robbe y font fi fujets.

41. Peu de perfonnes ignorent que la nature, qui n'a point accordé aux hommes comme aux femmes, l'avantage de fe degager à propos du fuperflû, s'éforce neanmoins de réparer de têms en têms ce defaut par des loix, dont nous admirons les effets, fans trop bien les concevoir.

42. Dans la jeuneſſe (j'entens depuis quinze juſqu'à trente ans) c'eſt par le haut que la nature ſe
degage; d'ou proviennent ces ſaignemens de nez,
ſi frequens & ſi ſalutaires à cet âge, que leur defaut, la neceſſité ſuppoſée, ne manque guéres
d'être ſuivi de fâcheux ſimptomes, qui attaquent
preſque toûjours le dehors, ou le dedans de la tête. Là ce ſont des ereſipeles, inflammations, boutons, puſtulles, & autres eruptions dont on guerit difficilement, quand la ſource n'eſt pas bien
connuë: ici ce ſont des maux caducs, manie, ou
melancholie.

43. Vers les trente ans, la poitrine eſt mena-
cée, qui ſe ſoulage quelque fois par un crachement
de ſang; quoiqu'il ne fut preſque jamais ſans peril, non plus que le vomiſſement de cette nature.

44. Nous touchons au têms, qui fait l'époque
des Hipocondres : je veux dire à l'âge viril.
Ceux que la nature a degagé du ſuperflu par
le haut dans la jeuneſſe, & par la poitrine, dans
un âge plus avancé, ſont ſujets aux Hemorrhoides pendant le reſte du cours de la vie ; d'autres
ſont travaillés de la goute. Les uns & les autres
conſument de cette façon une abondance de ſang,
qui eſt la ſource de bien des maux, & achetent,
plus ou moins cher, une ſanté que ceux, qui étant
dans le même cas, & n'aiant pas les mêmes avantages, ne peuvent obtenir que par le ſecours d'un
Medecin éclairé; au defaut duquel, ce ſang ſe porte
ailleurs, ou fait dans ces endroits des vains efforts
par des Hemorrhoides douloureuſes, que rien ne
peut determiner à une evacuation ſenſible.

45. Ce ſang repouſſé paſſe à l'interieur ou l'ex-
terieur du bas-ventre. Dans le dernier cas, les
douleurs de lombes, les Iſchiatiques, les maux

de reins le font fentir , & paffent fouvent jufqu'aux épaules ; quelquefois fucceffivement, rarement tous enfemble.

46 Dans le premier cas, le *Mefenter*, qui eft
au centre du bas-ventre, les *Boyaux*, l'*Eftomac*,
le *Foye*, la *Rate*, font tous enfemble, ou fucceffi-
ment travaillés ; felon que le fang retenu, eft d'un
plus grand poids, plus concentré ou plus étendu.

47. Survient il dans ces entre-faites quelque perte
de fang par les Hemorrhoïdes, ou le vomiffe-
ment ? Survient-il quelque accès de goute ? Voilà
une diverfion qui va faire ceffer, ou diminuer tout
le refte.

48. Mais comme on ne peut guéres compter fur
un tel avantage, fur tout à l'égard de l'Hemorra-
gie, dans un endroit expofé au concours d'une infinité de caufes, & qui d'ailleurs n'eft pas, comme la matrice, deftiné & fabriqué à cet ufage,
il n'arrive pas fouvent que cette évacuation fe faffe
à propos, & regulierement au befoin : tantôt la
nature ne fait point d'efforts, tantôt elle n'en fait
que d'inutiles & fatigans, ce qui fait que l'évacuation n'étant prefque jamais complette, le fang
retenu, devient le joüet de differens Cantons
du bas ventre, qu'il fçait, en revange, bien bal-
loter à fon tour.

49. La liaifon des Hemorrhoïdes avec l'Hipo-
condrie eft d'ailleurs de plus parfaite; & ce n'eft
pas fans raifon qu'il eft paffé en proverbe, que les
Hemorrhoïdairs font Hippocondres, & les Hipocondres Hemorrhoïdairs.

50. Tout enfin nous invite à croire, que ce
fang retenu fait la caufe immediate des Symto-
mes des uns & des autres. La fimilitude des
maux de cet âge avec ceux de la jeuneffe, qui ne

different que par la place qu'ils occupent ; le parfait rapport des uns & des autres avec l'évacuation du fang, ou fon defaut : la confpiration de tous les vaiffeaux de ces differentes parties , telle que l'Anatomie les depeint, & qui prouvent évidemment, à qui veut fe donner la peine d'examiner leurs differens contours & concurrences, que ce fang peut, & fouvent doit, fans bleffer en rien les loix de l'œconomie animale , être renvoié de chaque des parties fufdites , à toutes les autres, pour y reprefenter une fcéne toûjours nouvelle & affligeante.

51. Ceci eft au moins hors de Conteftation à l'égard des Veines Hemorrhoïdales, dont la plus notable fe decharge dans le tronc de la veine-porte, affés fouvent dans cet endroit, où concourent les veines de la Rate, & de l'Eftomac.

52. Ce fang, dis-je, Hemorrhoidal, ne pouvant fe degager à propos , après un féjour plus ou moins long & fatigant, eft fouvent repouffé precipitâment vers le fufdit tronc de la veine-porte, qui n'aiant qu'une capacité bornée, & toûjours pleine , fe trouve fubitement engorgée de cette nouvelle quantité : d'où il arrive que le contenu des branches collateralles, n'étant plus reçeu avec la même liberté, regorge à fon tour, & ne peut manquer d'occafionner des irruptions dans fes regions refpectives.

53. Rien de plus conforme aux loix établies par la nature pour le mouvement & diftribution des humeurs dans leurs lits refpectifs & Canaux communicatifs, que ces fortes d'engorgemens ? C'eft conformement à ces loix, & par les raifons ci-deffus reprifes, que l'*Eftomac*, la *Rate* , le *Foye*, & la Veine Hemorrhoïdale ont enfemble cette confpiration parfaite.

54. C'est toûjours en consequence d'icelles, qu'on reconnoit par des experiences journalieres , que souvent un engorgement general , & manifeste par la tension & embarras de tout le bas-ventre, ensuite de la suppression des Hemorrhoïdes, est suivie de l'oppression de l'une des susdites parties, augmentée en degrez à proportion que le mal est plus concentré. C'est pour lors qu'on ressent aussi les effets du *vis unita fortior* ; c'est-à-dire des forces concentrées.

55. Le poids d'une certaine quantité de sang , repandu ci-devant sur toutes les differentes parties du bas-ventre, n'occasionnoit à chaque d'icelles qu'un embarras modique & supportable ; mais tout ce poids se trouve-t-il emporté soudain sur quelqu'une en particulier ? Elle en ressentira d'autant plus vivement les effets. C'est un fardeau lourd & pesant , sous lequel elle gemit. Les gonflemens sont accablans , les tensions sont violentes , les points sont aigus dans l'un ou l'autre de ces Cantons ; si le côté gauche est attaqué, la communication des veines de l'Estomac avec celles de la Rate, située au même côté , rend les vomissemens opiniâtres ; même jusqu'au sang.

56. Si le mal au contraire se porte au centre du *Mesenter*, ou rampent les menuës branches de la veine-porte au sortir des boyaux , le poids, la tension, la gêne & la douleur se manifestent au nombril. Il semble , à les entendre, que le tout se precipite vers le bas. La conspiration du diaphrame rend la respiration courte & embarrassée.

57. Qu'on se trompe ici grossiérement , lorsque confondant tous ces derangemens avec la foiblesse de ces parties , on a recours aux remedes chauds pour les fortifier ; le sang s'allume de plus en plus ;

gonfle ces parties, & occafionne des engorgemens toûjours plus etendus, plus dangereux, & plus opiniatres.

58. Apres cette expofition de faits & de raifonnemens, je penfe qu'on n'aura point de peine à conçevoir pourquoi l'hypocondrie eft plus propre aux hommes qu'aux femmes ; pourquoi ceux qui font d'une conftitution fanguine, & dont la vie eft fedentaire, y font plus fujets ; pourquoi certains accés de goute bien menagés par la nature, de même que des pertes faites à propos, exemptent plus ou moins de ces attaques ; pour quoi les angoiffes de tous ces endroits fe font fentir tantôt de concert, tantôt fucceffivement ; & pour lors toûjours plus violemment ; pourquoi enfin la caufe immediate de tous ces defordres femble mieux établie dans la fubftance, que dans la capacité de l'eftomac & des boyaux.

59. Outre tant de faits & de raifons, les differens fymptomes du Foye, & de la Rate ; les angoiffes & douleurs hemorrhoïdales, fi femblables en nature avec les embarras de l'eftomac & du bas-ventre : les rappors enfin des uns avec les autres : tout cela, dif-je, ne ferve-t-il pas auffi merveilleufement à decider la queftion ?

60. Quoiqu'il en foit, cette doctrine a encore cela de fatisfaifant, qu'elle eft tres conforme à l'experience, en ce qui concerne l'ufage des vomitifs & purgatifs, qui fe trouvent toûjours dangereux ou inutiles.

61. Je fçais qu'elle n'eft pas encore au gout de tout le monde, que quelques patrons des anciens prejugés attribuent encore tous ces effets aux aigreurs & aux glaires. Prejugés d'ailleurs, dont on revient d'autant plus difficilement, qu'une feduifante experience les authorife en apparence.

62. Tous les hypocondriaques se plaignent d'aigreurs & de glaires : je me garderai bien de nier des faits si constatés ; mais je dis qu'on doit les envisager plutôt comme effet que comme cause du mal.

63. Les aigreurs en premier lieu, ne sont qu'une suite du derangement de la digestion : ce sont les sels acides des alimens, qui restent dans leur nature, ou qui se developpent, au lieu de se transformer, comme ils devroient, par les puissances digestrices.

64. La preuve de cecy est d'autant plus convaincante, que la source des aigreurs ne pouvant venir du sang, (qui quelque vicié qu'il puisse être, n'en donne aucun vestige) il faut bien qu'elles soient fournies par les alimens.

65. C'est, dis-je, au derangement d'estomac qu'on doit attribuer la production des aigreurs ; & ce derangement, dans le cas present, depend d'une circulation gênée dans sa substance ; telle que nous avons ci-devant prouvé tant par raison que par experience.

66. De sorte qu'en pareil cas, c'est envain qu'on se propose de detruire ces aigreurs par les seuls absorbens : ce n'est point aller à la source.

67. Les Hypocondriaques ont beau se farcir tous les jours d'une masse immense de poudres de cette espece ; ils n'en feront ni plus ni moins vexés : les alimens les fournissent, l'estomac les favorise ; & ces remedes ne touchent ni l'un ni l'autre.

68. J'en connois qui depuis plusieurs années sont esclaves de cette methode, & les plus miserables qui se trouvent en aigreur : cette seule remarque suffiroit pour prouver l'inutilité du remede, si on étoit moins prevenus : car enfin je defie de trou-

ver un Hypocond. , qui n'ufe pas de poudres abfor-
bentes & qui fut plus atteint d'aigreur , que beaucoup d'autres qui en ufent journellement. A quoi
donc peut fervir ce remede ?

69. Quant aux glaires, elles ne font que plus
eloignées de produire les fâcheux Symptomes, auxquels les Hypocondriaques font fujets ; puifqu'étant
douces & infipides, elles ne font capables d'aucune
irritation : étant libres & degagées dans les ca-
vités de l'eftomac & des boyaux, elles ne peuvent
occafionner ni tiraillement, ni tenfion ; par confequent ni embarras , ni anxiété, ni gêne.

70. Rien d'ailleurs n'eft plus naturel que la production de ces fortes de glaires dans la même doctrine. L'Anatomie nous apprend que la nature
a colloqué dans l'interieur de l'eftomac & des
boyaux, un nombre prodigieux des glandes defti-
nées à la production continuelle d'une matiere
gluante, qui enduife l'interieur de ces endroits ;
tant pour les conferver toûjours humides & fouples, que pour faciliter le paffage des alimens.

71. Il fuffit donc de concevoir ici un nouveau
degré de fenfibilité joint à quelque irritation, pour
rendre raifon de la production de ces fortes de
glaires.

72. Semblable production de glaire eft encore
un effet journalier du tabac dans ceux , qui n'y
font pas habitués : cette matiere abondante &
gluante , qui forte des narines en pareilles cas,
peut-elle être cenfée caufe du chatoüillement &
de l'éternüement qui l'accompagnent ? Non fans
doute : c'eft le tabac qui par fon irritation occafionne l'un & l'autre.

73. De même cet écoulement abondant de
larmes qui furvient à l'action du même tabac fur

les yeux, peut-il être censé la cause de cette douleur vive & de l'inflammation qui l'accompagnent ?
Non ; l'un & l'autre depend de cette espece d'irritation occasionnée par le tabac.

74. L'application est fort naturelle au cas
présent. Les glaires & les aigreurs ne font que
les effets d'un autre source primitive, qui consiste
dans une tension & trop grande sensibilité des susdits endroits, d'où naissent les glaires par maniere d'une surabondante expression, & les aigreurs
par le defaut de digestion, qui ne peut guéres se
faire dans une estomac, dont toutes les fibres & les
vaisseaux sont excessivement tendus & gonflés
par obstruction, comme il est prouvé: ce n'est donc
pas sur les aigreurs & les glaires que l'attention
du Medecin doit principalement rouler ; puisqu'ils ne font que l'effet du mal & point du tout
la source.

CHAPITRE XIII.
*Que les Hypocondriaques inveterés ne doivent es-
perer leurs guerison que des Eaux Minerales.*

1. L E Chapître précedent nous a depeint l'état
deplorable de toutes les differentes parties,
qui souffrent dans cette fâcheuse maladie *qu'on
nomme Hypocondrie.*

2. On y a vû dans les cas inveterés, tels que
font ceux dont il est ici question, des obstructions
opiniâtres & rebelles dans la substance du foye,
de la Ratte, de l'Estomac & de tous les boyaux.
Etenduë vraiment étonnante ; puisqu'elle corres-
pond à toute ou presque toute la capacité du ventre, sans en excepter la region exterieure, qui par
une autre communication des vaisseaux prouvée

dans l'Anatomie , entretient avec elle un commerce immediat.

3. On y a vû des indications d'autant plus difficiles à remplir , que d'un côté elles font très-vaftes , & de l'autre d'une nature entr'elles toute oppofée.

4. Ici c'eft un fang groffier & croupiffant , qui attendu la prodigieufe quantité des vaiffeaux qui ferpentent dans tous ces endroits , furpaffe la moitié de toute la maffe des humeurs : outre que d'ailleurs le refte n'eft point tout à-fait exempt de cette lenteur. Là c'eft un relâchement des fibres & des vaiffeaux , qui fubfiftent en même-têms avec une conftitution toute oppofée d'autres fibres & vaiffeaux circonvoifins. Voïez *pag* 91. *n.* 14. 15. 18.

5. La preuve de ceci fera inconteftable à qui voudra bien fe donner la peine d'examiner les differens rapports de toutes ces partics fouffrantes. Voïez *pag.* 95.

6. Vous y trouverez fuffiffamment prouvé par des obfervations tirées de l'Hiftoire de leurs miferes , que l'engorgement de ces endroits n'eft pas toûjours general , mais au plus fouvent alternatif.

7. C'eft dans ce cas que le relachement a lieu dans certains endroits , avec une tenfion , & rigidité des fibres dans un autre : la tenfion & rigidité étant infeparables de l'engorgement occafionnés par une quantité de fang & d'humeurs croupiffantes , dont par confequent les fibres & les vaiffeaux font farcis & gonflés.

8. Qu'on fepare s'il fe peut l'idée de cet état d'avec la tenfion & rigidité de ces endroits ou l'engorgement a lieu ?

9. Cela eft fi conforme aux notions de phyfique les plus communes , aux fimptomes qui caracterifent

rifent le mieux l'abondance du fang & des humeurs (fçavoir entre autres un poulx dur & ten-
du) qu'il ne laiffe matiere à aucun doute.

10. Si la tenfion & rigidité fe prouve d'une
maniere inconteftable à l'égard des endroits en-
gorgés, le relâchement, qui eft un état tout op-
pofé, n'eft pas moins verifié à l'egard des autres parties, que le poids du fang abandonne pour
fe tranfporter ailleurs. Voiez *pag. 97. n.* 19. 20.

11. Outre qu'il eft prouvé que la relaxation
des fibres & des vaiffeaux peut occafionner & occafionne fouvent l'obftruction, & fubfifte par confequent anterieurement & independemment d'i-
celle; il eft bon de remarquer que le fang & les
humeurs fatiguent par leur poids & leur volume toutes les parties, où elles croupiffent, & les
difpofent par confequent au relachement.

12. De forte que pour donner lieu au relâchement, il fuffit que les humeurs quittent la partie
engorgée, & ce defaut fera pour lors d'autant
plus certain, que s'il n'a pas lieu comme caufe,
il l'aura indubitablement comme effet.

13. Voici donc trois points à combattre dans
tous les Hypocondriaques. 1. Croupiffement d'humeurs. 2. Tenfion des vaiffeaux, ou les humeurs
croupiffent. 3. Relaxation des parties, que les humeurs cy-devant croupiffantes ont abandonnées.

14. Voilà, dif-je, des indications d'autant
plus difficiles à remplir, que chaque d'icelles exige
des remedes differens, & dont l'action porte neceffairement fur les endroits, auxquels ils font contraires.

15. Si l'on envifage la tenfion & la rigidité des
fibres comme le plus dangereux & le plus pref-

H

fant , & qu'en confequence on infifte pour les remedes qui relâchent, comme plus propres à obvier à ce defaut , il y a lieu de craindre que le relàchement ne devienne bien-tôt general , & beaucoup plus opiniâtre & plus dangereux dans ces endroits , où il avoit lieu avant l'ufage des remedes fufdits.

16. Le fang par une fuite prefque neceffaire de ce defaut multiplié, croupira prefque par-tout: fouftrait aux avantages de la circulation , fi neceffaire pour le maintien de fes qualités naturelles , il va fe decompofer, fe detruire; ou donner dans des qualités tout oppofées à fon état naturel , dont les effets ne peuvent manquer de fe faire fentir par des Symptomes plus ou moins fâcheux, qui annonçeront peut-être les approches d'une ruine inévitable.

17. La premiere fuite de cette decompofition du fang , fera la feparation de fa lymphe , ou partie fereufe , qui , comme nous avons déja dit (*a*) fait au moins les trois quarts de toute la maffe.

18. Celle-ci ainfi feparée & deftituée des moiens de pouvoir continuer fa route naturelle inondra bien-tôt le voifinage. Voilà une Hydropifie naiffante, dont les progrès feront rapides & peut-être funeftes.

19. Une autre fuite de la decompofition du fang , eft une fource d'acretés plus ou moins multipliées ou mauvaifes ; felon la qualité du fang qui croupit, felon l'étenduë & l'opiniatreté du mal : d'où naiffent les demangaifons, les puftules, & autres eruptions, qui accompagnent ou precedent une fievre lente , laquelle jointe affez fouvent

(*a*) *Voiez pag.* 58. *n.* 10.

à la corruption de quelque vifcere travaille de concert à une confomption generale.

20. Tels font les effets (toûjours à craindre en pareils cas) de ces moiens que l'art fuggere pour obvier aux defordres d'une tenfion fenfible & accablante.

21. Veut-on au contraire ranimer la circulation , agiter cette maffe lourde & pefante, qui porte par-tout la gêne & fait naître les angoifes? (*a*) Veut-on infpirer quelque vigueur aux parties relâchées (*b*) les raprocher de leurs états naturelles ? Il faut des remedes dont les principes agacent , il faut des volatils : il faut des irritants ou tonics , d'autant plus vifs que les endroits relachés font moins fufceptibles.

22. Mais, remarquez bien, ces remedes, attendu la conftitution des fibres deja trop tenduës & trop fenfibles, ne peuvent manquer de multiplier les defordres à l'excès, & rendre le mal autant plus dangereux, ou incurable. (*c*)

23. En effet , leur action foit par contact mediat ou immediat , doit porter fur toutes les parties comprifes dans la capacité du ventre; celles qui font fenfibles & tenduës en reffentiront les premiers & plus violents effets.

25. Ces fibres déja trop agacées fe fronceront de plus en plus; les vaiffeaux entrelaffés n'en feront que plus referrés , étranglés Le fang donc agité, foitté, gonflé, tant par l'activité immoderée de ces remedes, que par les ofcillations redoublées des parties trop irritées, ne pouvant d'ail-

H 2

(*a*) *Voiez pag.*97.*n.*17.

(*b*) *Voiez pag.*92.*n.*20.

(*c*) *Voiez pag.*91.*n.*15.18.

leurs surmonter les obstacles , doit prendre le large, & donner prise à des obstructions plus étendües & plus opiniatres ; d'où naissent les chaleurs interieures , les bâttemens, picotemens, douleurs, constipation, rots ou renvois échauffés, semblables à ceux d'une fournaise. Vents renfermés, agités, gonflemens, Borborigmes : le tout quoi joints à des infomnies opiniâtres forment des angoises inexprimables. Evenemens trop connus de ceux qui ont passé par tous ces degrez. Point d'Hypocondriaque un peu inveteré qui ne sache que le vin , les esprits, les liqueurs & generalement tout ce qui échauffe, ne leur soient de plus contraires : des experiences facheuses & reiterées les ont si convaincus de cette verité , qu'ils ne manquent guéres d'en instruire le grand nombre de Medecins que leur inconstance jointe à l'opiniatreté du mal leur fait rechercher. Que d'infortunés en ce genre ! pour n'avoir pas connu cette verité plutôt.

25. Les rots, les vomissemens, nausées & autres Symptomes d'un estomac échauffé , irrité, font souvent confondus avec ceux de sa foiblesse. On insiste pour les remedes propres à ce dernier defaut: vomitif, purgatif, elixir & autres stomachics de cette espéce. Que de maux , que de desordres à naître de cette methode ! qui de concert avec le mal le plus obstiné mettent le comble à la situation la plus malheureuse.

26. Qu'il est difficile de rencontrer un juste milieu dans des indications si opposées ! dans des maux si compliqués ! La preuve de cette difficulté se fait sur-tout sentir par l'inefficacité (pour ne rien dire de pis) des moiens que l'art suggere en pareils cas.

17. Depuis tant de siecles que des Medecins

éclairés se sont livrés à leurs recherches , peut-on se flatter d'avoir trouvé un seul remede sur lequel on peut vraiment compter ? Rendons nous justice & confessons aussi ingenuëment que la bonne foi l'exige dans une matiere de cette nature , nous en sommes encore peut-être très-éloignés.

28. La Medecine moderne quoiqu'infiniment éclairée par un grand nombre de nouvelles & importantes decouvertes , laisse aussi bien que l'ancienne ces infortunés plongés dans toutes leurs miseres ; ou si elle leur tend une main plus secourable , ce n'est que pour fixer le progrès , & jamais pour déraciner le mal ; sinon lorsque , pour ainsi dire, il ne fait que de naître.

29. Ce secours si desiré , & toûjours vainement recherché ; n'étoit dû qu'à la nature , elle a dû s'emploier elle-même à combiner des qualités si opposées d'une maniere que nous admirons sans trop bien la concevoir.

30. Cette eau subtile (*a*) ; ce volatil moderé (*b*) ce Mars vitriolic si temperé que sa composition (*c*) nous étonne , forment ensemble un composé qui frappe nos organes , anoncent à la langue des qualités qui fixent nos attentions , donnent matiere à la reflexion,& nous invitent à des recherches d'autant plus serieuses , qu'il y a tout lieu de croire qu'un être si merveilleux n'est pas fait sans destination.

31. Qu'importe donc que les principes mineraux qui concourent avec l'eau ne paroissent à nos yeux que sous un volume très-modique ? (*d*)

H 3

(*a*) *Voiez pag.* 28. *n.* 3. 4.
(*b*) *Voiez ibid. n.* 8. *pag.* 48. *n.* 7.
(*c*) *Voiez pag.* 30. *n.* 20. 21. 22. 23. 24. 25.
(*d*) *Voiez pag.* 30. *u.* 23.

Qu'importe que leur volatil fuie en très peu de têms sans changer la confiftence ni le volume de l'eau?(*a*) Qu'importe que le *Mars vitriolic* ne paroiffe jamais fous cette forme. (*b*) Qu'importe que l'acide volatil qui tient le Mars fufpendu (*c*) & diffous dans l'eau, fut de nature à ne pouvoir jamais fe concentre ?

32. Il fera, dis-je, toûjours incontestable, non obftant ces verités, que le concours & la combinaifon de tous ces differens principes d'ailleurs fuffifamment prouvés (*d*) forme un compofé qui frappe la langue & l'odorat de maniere à nous convaincre qu'il renferme des qualités manifeftes.

33. L'Analyfe la plus exacte & la moins fufpecte nous developpe la nature de chaque d'iceux. (*e*) La phyfique experimentale & raifonnée nous decouvre leurs proprietés. (*f*) Plufieurs obfervations bien marquées nous confirme l'un & l'autre. (*g*) Et voilà tout ce qu'il faut pour decider en leurs faveurs.

34. Ce fera donc cette eau minerale, feul compofé dans la nature qui guerira par excellence les Hypocondriaques même inveterés ; excepté cependant ceux qu'une fchirrofité ou corruption notable de quelques vifceres accompagne.

35. C'eft elle feule qui contient toutes les qualités requifes pour obvier aux defordres d'un mal

(*a*) *Voiez pag.* 10. *n.* 4. 5.
(*b*) *Voiez pag.* 28. *n* 9.
(*c*) *Voiez Ibid. n.* 12. 13.
(*d*) *Voiez pag.* 27. *Chapître IV. tout entier.*
(*e*) *Voiez Ibid.*
(*f*) *Voiez Chap. VII. VIII. IX.*
(*g*) *Voiez nôtre Declaration pag.* 13.

fi compliqué. Il faut un delayant puiffant pour procurer aux humeurs croupiffantes une fluidité convenable; l'eau fimple & fubtile (*a*) le fournit.

36. Il faut un volatil moderé pour ranimer leur activité paffée : ce principe volatil , (*b*) qui frappe comme en fuiant la langue & l'odorat, y fatisfait : cet autre etheré (*c*) qui rend l'eau mobile (*d*) qui agite tous les corps ou il fe trouve , les empeche de fe glacer au plus grand froid (*e*) lorfqu'il abonde , fe trouvant ici difpenfé avec fageffe (*f*) remplit cette indication à merveille. (*g*)

37. Il faut un autre principe qui fortifie lentement & fans violence toutes les parties folides & relachées: (*h*) le Mars trouve ici fa place.

38. En un mot tout ce compofé renferme les qualités les plus appropriées : fans qu'on eut la moindre chofe à craindre de toutes les indications contraires, qui font les effets dangereux du relachement , ou les fuites facheufes de ces irritations trop violentes. (*k*) Ceux-là font fufpendus par ce Mars très-modique qui reffert & fortifie les fibres. Ceux-ci font mifes hors de portée par le concours d'une eau abondante & fubtile qui fe

H 4

(*a*) *Voiaz pag.* 27. *n.* 1. 2. 3. 4.
(*b*) *Voiez pag.* 28. *n.* 7. 8.
(*c*) *Voiez Ibid. n.* 4.
(*d*) *Voiez Ibid. n.* 6. *Item pag.* 37. *n.* 12.
(*e*) *Voiez pag.* 38. *n.* 15. 16.
(*f*) *Voiez pag.* 48. *n.* 7. 8. 9. 10.
(*g*) *Voiez Chap. XIV.*
(*h*) *Voiez Chap. IX.*
(*i*) *Voiez pag.* 115. *n.* 21. 22. 23. *pag.* 113. *n.* 15.

repand dans tous les interftices des fibres & les entretient toûjours fouples & deliées. *(a)*

39. Il n'eft point jufqu'à la corruption des hu-meurs que l'eau de Marimont ne previenne par fon principe fulfuré, volatil & balfamic, qui les vivifie & les embaume. Qualité qui la rend en-core fpecifique dans la corruption naiffante de quelque vifcere, qu'une fievre lente accompagne: de forte que fi l'on fait attention qu'aiant des principes très-moderés, elle eft eloignée de ces irritations violentes, fi contraires aux ulceres; & que d'ailleurs elle fouffre parfaitement le melange du lait, *(b)* on n'aura point de peine à comprendre qu'elle doit être préferables à toute autre dans les Phtifies, les Ulceres de Reins, de la Veffie, &c.

CHAPITRE XIV.

Préference des eaux de Marimont fur beaucoup d'autres dans toutes les Maladies qui depen-dent d'Obftructions; & notâment dans l'Hypocondrie.

1. IL eft démontré dans le Chapitre précedent que la tenfion des fibres & des vaiffeaux eft infeparable de leurs obftructions. *(c)*

2. Cette tenfion, comme il eft dit, n'eft pas feulement une fuite neceffaire de l'engorgement *(d)* ou gonflement des fibres & vaiffeaux fufdits, mais elle a auffi fouvent lieu comme caufe du même

(a) *Voiez pag.* 57. *n.* 7.
(b) *Voiez pag.* 12. *n.* 33.
(c) *Voiez pag.* 112. *n.* 7. 8. *&* 9.
(d) *Voiez Ibid. n.* 10.

mal (*a*) : elle eſt toûjours la mere de la fenfibilité, qui eſt infeparable d'une tenfion des . fibres nerveufes, lefquelles confonduës avec toutes les autres, qui entrent dans la compofition des membranes & des vaiſſeaux, font expofées aux tiraillemens que les humeurs produifent prefque toûjours par leur poids ou volume immoderé. (*b*)

3. Cette même fenfibilité doit rendre le Medecin tres circonfpect dans les remedes qu'il préfcrit aux hypocondriaques; à ceux qui font travaillés des maladies convulfives; à celles qui font véxeés des maux de mere; aux phtifies de toute efpece & dans tous les degrez.

4 C'eſt à la même fenfibilité qu'on doit attribuer tous les defordres, auxquels les abus du Regime expofent les mêmes perfonnes. De tous les valetudinaires & autres qu'une complexion tendre & delicate rend fujets à des menagemens rigoureux, on n'en voit guéres qui reſſentent plutôt & plus vivement les effets du moindre déréglement que les perfonnes cy deſſus mentionées.

5. La fource la plus frequente & la mieux connuë de ces déréglemens, quoique legers en apparence, font les paſſions & l'intemperance.

6. Quand à ceux la; on voit peu d'Hypocondriaques qui ne fcachent par experience que tous deplaifirs leur font très contraires; ce font des coups, qui portent incontinent fur les endroits les plus accablés, augmentent les defordres précedens; multiplient les angoiſſes, & fappent, comme en un moment, le peu de fanté qui leur reſte.

7. Cependant d'ou eſt il porté ce coup ? C'eſt

(*a*) *Voiez pag.* 90. *n.* 13.
(*b*) *Voiez pag.* 91. *n.* 14. 15. 16.

l'organe immediat de l'ame qui en a reſſentit la premiere ſecouſſe : ce ſont les nerfs des yeux ou des oreilles, ebranlés par quelque objet deplaiſant, qui tranſmettent par rejailliſſement ces oſcillations plus ou moins vives, mais toûjours accablantes.

8. Quoique la connexion de ces organes ne ſoit pas plus intime ni plus étroite avec les parties ſouffrantes qu'avec d'autres, c'eſt cependant toûjours ſur ces endroits que portent les premieres & plus fortes attaques. D'ou vient ? La meilleure raiſon, qu'on en puiſſe rendre, eſt ce nouveau degré de ſenſibilité qui leur eſt imprimé par cet état de tenſion & de douleur· (*a*) Raiſon au reſte d'autant plus forte & plus convaincante, qu'elle eſt deduite d'un état qui exiſte (*b*) & d'ailleurs de plus conforme aux loix établies par la nature, pour la propagation du mouvement au moien des vibrations.

9. Une autre preuve d'une extrême ſenſibilité dans les Hypocondriaques doit ſe prendre des effects ſi connus, de leurs imaginations. Perſonne à préſent n'ignore combien ils ſont ſuſceptibles par cet endroit : combien ſes effects ſe repandent ; combien, ſi le mal eſt inveteré, ils ſont difficiles à prévenir & encore plus à detruire. Or je vous prie, d'ou leur peut venir cette relation ſi intime avec l'organe de l'ame, ſinon par la tenſion & ſenſibilité des parties ſouffrantes ?

10. Il en eſt de même des ſuites de l'intemperance. Je paſſe les excés de cette nature dont les effects ſont trop palpables, pour meriter une diſcuſſion ſerieuſe.

(*a*) *Voiez Ibid.*
(*b*) *Voiez Ibid.*

11. N'eſt il pas vrai que ceux d'entre les ali-ments dont les principes ont quelques qualités ma-nifeſtes, quelque aƈtivité immoderée, fuſſent-ils en moindre quantité, leur ſont toujours trés con-traires? S'en trouvent-ils dans ce genre un peu in-veterés, qui ne fachent que les aromats, les volatils, & generalement tout ce qui échauffe, leur ſont de plus pernicieux? n'eſt ce pas pour la même raiſon qu'ils doivent eviter ſi ſoigneuſement le vin, ſur-tout le plus fougueux, & toutes les liqueurs?

12. Rien au reſte n'eſt plus naturel, que la mul-tiplication de deſordres dans ces ſortes de perſon-nes par l'uſage de ces irritans ou volatils: les nerfs & les viſceres déja trop tenſibles par le mal ſe trou-vent de plus en plus irrités par le regime: les hu-meurs en ſont d'autant plus agitées que d'un autre côté ces mêmes volatils les échauffent, les rarefie, & par une ſuite neceſſaire, l'obſtruƈtion s'étend, ſe multiplie (*a*). Le ventre ſe reſſert, toutes les ex-cretions naturelles ſont en defaut, ou ne laiſſent rien échaper que par des irritations violentes & forcées. C'eſt pour quoi, ou l'urine eſt ſuprimée, ou elle vient abondâment, mais fort claire: ce qui, en pareil cas, eſt une preuve inconteſtable d'irritation, & un indice certain d'un amplifica-tion de facheux Symptomes.

13. Si l'uſage de tout ce qui irrite ou échauffe eſt generalement mauvais, & comme tel doit être interdit en tout temps à ces ſortes de perſonnes: à plus forte raiſon doivent-elles bien s'en donner de garde pendant l'uſage des eaux, d'autant qu'il eſt preſque immanquable, qu'un tel regime les em-pêchera de *paſſer*; ce qui eſt bien l'effet le plus a

(*a*) *Voiez pag.* 115. *n.* 21. 22. 23. 25.

craindre: deduit cependant de cette irritation immoderée (a), qui fronçe & reſſerre les conduits deſtinés aux excretions naturelles.

14. C'eſt pour la même raiſon que les perſonnes fort ſenſibles, ſoit par la vivacité de leur
temperamment, ſoit par le progrés du mal (qui
met toutes les fibres nerveuſes en tenſion) ne
reſſentent pas ſouvent les bons effeſts des eaux.

15. Ce n'eſt qu'a force de precautions qu'on
arrive juſqu'au point, de les faire paſſer auſſi-tôt
qu'elles doivent, pour que l'uſage n'en ſoit pas ſuf-
peſt.

16. Toutes ces precautions tendent à rendre les
eaux coulantes: à tenir les conduits libres & ouverts ; c'eſt pour quoi dans ces ſortes de rencontres on a ſoin de méler avec l'eau de quoi tem-
perer leurs volatils ; ramollir les fibres, envélo-
per les acretés. Tels ſont le lait ; le petit lait,
& autres ſemblables.

17. Pluſieurs par ce moien ont trouvé la vie,
dans ce qui leur auroit donné la mort. D'autres, en
qui le degré du mal eſt au deſſus de toute precaution, periſſent encore tous les jours par cette ſeule
& unique raiſon, que leur trop grande ſenſibilité,
mettant obſtacle au paſſage, retient les eaux avec
leurs principes aſtifs & volatils, qui par leurs
irritations accablent les viſceres, troublent toutes
les fonſtions, & provoquent les plus facheux ſymp-
tomes.

18. Nous touchons au point qui doit donner la
préference aux eaux de Marimont. En effet ; elles
ſont trés éloignées de ces irritations dangereuſes,
qui comme, nous avons ſuffiſſâment prouvé, mul-

(a) *Voiez Ibid.*

tiplient toûjours les desordres dans les personnes su-
jettes aux obstructions; (*a*) & sur-tout dans l'Hypocondrie. Elles n'ont point (comme beaucoup
d'autres) ce volatil fougueux qui brise les bouteilles. (*b*) Elles n'ont point ce principe exalté qui
échauffe & qui (*c*) enyvre : en un mot elles n'ont
rien de tout ce qui annonce une irritation aussi
dangereuse qu'excessive.

19. Elles sont cependant volatiles : la preuve
est immanquable ; puisque puisées à la source, elles frappent l'odorat ; ce qu'elles ne font plus,
ou beaucoup moins (*d*) lorsqu'elles ont resté quelque têms en plein air (*e*) ou elles augmentent de
poids. (*f*)

20. Ce n'est donc qu'un volatil dispensé avec
sagesse, dont les principes moderés peuvent satisfaire aux indications les plus pressantes, (*g*) sans
avoir rien de contraire à l'état opposé des autres
parties souffrantes. (*h*)

20. Nous avons déja vû qu'un juste milieu entre toutes ces indications opposées, qui se rencontrent dans les maladies, qui dependent d'obstructions, est un point si difficile à atteindre, que
c'est en vain que l'art s'épuise depuis tant de siecles à la decouverte d'un remede specifique aux
Hypocondriaques. (*i*)

(*a*) *Voiez Ibid.*
(*b*) *Voiez pag.* 48. *n.* 7.
(*c*) *Voiez ibid. n.* 4.
(*d*) *Voiez pag.* 10. *n.* 5. *pag.* 2. *n.* 3.
(*e*) *Voiez Ibid.*
(*f*) *Voiez pag.* 24. *n.* 13.
(*g*) *Voiez pag.* 91. *n.* 15.
(*h*) *Voiez pag.* 113. *n.* 15. *&* 21.

21. Ce point si desiré, si recherché se trouve, heureusement pour tant d'infortunés, dans les eaux de Marimont : en effet ; ici aucune de ces extremités fàcheuses n'est à craindre. (*a*) Ce volatil moderé, mais très-subtil, peut ranimer les humeurs croupissantes, sans irriter les fibres trop tenduës & trop sensibles. (*b*) Bien au contraire : l'eau vivifiée par cet esprit temperé n'en sera que plus coulante & plus penetrante,

22. C'est par une raison semblable que l'eau de pluie animée par quelques esprits volatils & temperés (tels que sont ceux, qui exhalent des fleurs de certaines plantes) est si souvent efficace dans les tensions, douleurs & rigidités des fibres.

23. Sur ce pied on y trouvera un doux bain, que la nature laisse échapper de son sein, & qu'il suffit d'échauffer au foyer des entrailles, pour en ressentir les effets les plus salutaires : selon ce principe elle amollira les fibres trop tenduës & trop rigides ; corrigera la viscosité & tenacité des humeurs, qui sont deux indications qui ont toûjours lieu dans les obstructions. (*c*)

24. Une autre indication ni moins interessante, ni guéres moins frequente (*d*) est le relachement des certaines fibres, & vaisseaux (*e*) defaut que les eaux de Marimont attaquent & corrigent encore par excellence : c'est à quoi le Mars est emploié de la maniere du monde la plus précautionée : car ce ne sont point des ces chocs rudes &

(*a*) *Voiez Ibid.*
(*b*) *Voiez pag.* 115. *n.* 21. 22.
(*c*) *Voiez pag.* 91. *n.* 14. 15.
(*d*) *Voiez Ibid. n.* 18. 19. 20.
(*e*) *Voiez Ibid.*

frappants, qui bruſquent & reſerrent ſur le champ les fibres trop relachées, laiſſant tout à craindre pour celles qui ſont trop tenduës & trop ſenſibles. (*a*)

25. Au contraire; c'eſt une douce & de plus moderée adſtriction, qui ne laiſſe reſſentir à la langue que des effets cachés dans les lointains de ſon action. (*b*)

26. Qu'on ne s'imagine pas au reſte que les principes moderés des eaux de Marimont, leur activité temperée les rendront moins efficaces; puiſqu'il eſt prouvé qu'elles contiennent plus de Mars (*c*) qu'aucune autre, & que d'ailleurs leur volatil eſt manifeſte : or voilà cependant (ſelon tous les Autheurs qui on traité des eaux Minerales qui ſont en renommée) les deux choſes qui leur impriment ce caractere qui les rend célébres.

27. Ce ſera, diſ-je, par des contacts multipliés qu'elle raffermira les fibres ébranlées & trop relachées : ce qu'elle exécutera toûjours ſans danger.

28. Il n'y a que l'opiniatreté du mal qui pût faire obſtacle, ſans que pour lors aucun mauvais effet ſoit à craindre de ſon action.

29. Bien de perſonnes qui par leur extréme ſenſibilité (*d*) ſont hors de portée des eaux Minerales en general, pourront encore trouver ici une reſource, & éviter le danger qui ſe trouve ailleurs.

30. Il eſt prouvé que l'endroit par ou les eaux Minerales ſont le plus nuiſibles dans ces ſortes de rencontres, depend de ce qu'elles ne paſſent pas aſſés librement. (*e*)

(*a*) *Voiez pag.* 115. *n.* 21. 22. 23.
(*b*) *Voiez pag.* 40. *n.* 24.
(*c*) *Voiez pag.* 31. *n.* 26.
(*d*) *Voiez pag.* 124. *n.* 14. 15. 17.
(*e*) *Voiez Ibid. n.* 13. 14. 15. 16.

31. Il est demontré que ce defaut de paſſage provient preſque toûjours de la conſtriction des conduits provoquée, tant par la trop grande ſenſibilité de ces perſonnes, qne par l'exceſſive activité des eaux. Or celles de Marimont ont cet avantage ſur beaucoup d'autres, que deſtituées de ces principes fougueux & irritants à l'excés, elles paſſent preſque toûjours fort librement.

22. On préferera peut-être le poſitif à tous nos raiſonemens : on voudra ſçavoir ſi nos concluſions ſont deduites de l'experience, ou ſi nous prétendons que l'experience ſuive nos concluſions; dans ce cas je conviens que tout paroitroit fragile; c'eſt à quoi nous avons pourvû.

33. Une de nos attentions la plus eſſentielle dans les recherches que nous avons faites de leurs effets deja connûs, fut de nous informer avec ſoin quelle ſorte de perſonnes s'étoient mal trouvées de les avoir buës : précaution qui nous parut d'autant plus importante, qu'elle étoit neceſſaire pour éviter les écueils ; pour affermir leur renommée, qui depend autant & davantage de la connoiſſance des cas, ou elles ſont nuiſibles, que de ceux ou elles ſont utiles; rien n'étant plus naturel que de croire que ceux, à qui elles feront du mal, les decriëront autant & davantage que ceux, à qui elles feront du bien, les proneront.

34. Or c'eſt pour rendre temoignage à la verité que nous ſomes obligés de declarer ici qu'après une perquiſition très exacte pendant neuf mois, nous n'avons pû deterrer qu'elles euſſent fait du mal à qui que ce ſoit, quoique grand nombre de perſonnes les eût buës, toûjours avec ſuccés : circonſtance qui fournit encore une raiſon de préference ſur beaucoup d'autres.

C H A-

CHAPITRE XV.

Que les pâles couleurs & les maux de mere dependent presque toujours des obstructions de la matrice, & pour cette raison trouvent un remede certain dans les eaux de Marimont.

1. NOus avons déja vû ce que c'est qu'obstruction (*a*) quelles sont ses causes & ses effets. Nous avons vû que l'obstruction de la Rate (*b*), du Foye & autres parties comprises dans la capacité du ventre engendrent presque tous les symptomes des Hypocondriaques. L'ordre veut que nous passions aux obstructions de la matrice; d'autant plus que d'icelles dependent presque toutes les maladies du beau sexe.

2. Pour ne point repeter inutilement ce qui a été dit (*c*) touchant les causes & les effets des obstructions en general, il suffira d'envisager ici en particulier l'effet le plus immediat de l'obstruction de matrice, qui occasionne presque toujours les pâles couleurs & les maux de mere.

3. Cet effet est le defaut des regles, dont la cause est un sang grossier ou trop reserré (*d*) qui ne peut se repandre jusqu'aux extremités des vaisseaux, beaucoup moins surmonter les digues, que la nature oppose au coulant ordinaire; il faut à cet effet une liberté de passage jointe à une impetuosité nouvelle & suffisante pour lever ces obstacles.

4. Cette liberté, qui fait la condition sans la-

I

(*a*) *Voiez pag.* 95. *n.* 6. 7. 8. 9. 11. *Item Chap.* XI.
(*b*) *Voiez pag.* 96. *n.* 12. 14.
(*c*) *Voiez Chapit.* XI.
(*d*) *Voiez pag.* 90. *n.* 12. 13.

quelle rien ne s'exécute, n'a pas lieu dans le cas d'obſtruction : ce défaut donc ſuffit pour la ſuppreſſion des regles, dont toutes les cauſes par conſequent ſe reduiſent à deux eſpeces : ſçavoir, 1. celles qui peuvent épaiſſir le ſang : 2. celles qui peuvent reſerrer & froncer les paſſages.

5. Celles-ci ſuppoſent une action vive & animée, telle qu'occaſionnent les paſſions de cette eſpece : ſur-tout ſi le temperamment y conduit, ſi les circonſtances d'une évacuation prochaine les favoriſent ; car dans ces cas, où la ſenſibilité regne, peu de choſe ſuffit ; un froid inopiné & ſoudain, un regime trop échauffant, une fraieur, quoique legere en apparence.

6. Les cauſes qui épaiſiſſent le ſang peuvent ſe reduire à deux claſſes : ſçavoir, 1. celles qui fourniſſent la matiere immediate de cet épaiſſiſſement : telles que ſont les alimens groſſiers, indigeſtes, & froids. 2. Celles qui occaſionnent cet épaiſſiſſement : comme ſont les aigreurs ; une vie trop ſedentaire ou nonchalante ; la triſteſſe.

7. Dans l'un comme dans l'autre cas la matiere des regles eſt retenuë, ſon poids porte tantôt ſur un endroit, tantôt ſur l'autre ; l'eſtomac, la poitrine, la tête, ou la gorge ſont expoſés à ces attaques, qui pour lors ſont preſque toûjours vives & de courte durée.

8. Il n'en eſt point ainſi lorſque cette matiere attaque d'autres parties, dont les fonctions ſont moins eſſentielles à la vie ; telles que ſont le dehors de la tête, les yeux, la peau, qu'il n'eſt pas rare de voir atteintes des defauts habituels, enſuite de cette ſuppreſſion. Voilà les effets du tranſport de cette matiere.

9. Il arrive ſouvent qu'elle ſe repand ſur tout

le corps d'une maniere affez uniforme ; pour lors
les effets font d'ordinaire moins fenfibles & de plus
longue durée. Tous les vaiffeaux trop tendus, &
fatigués, s'affaifent & fe relachent : les digeftions
languiffent, toutes les humeurs croupiffent & s'é-
paififfent. La portion rouge du fang moins agi-
tée ne fournit plus cette matiere exaltée, qui penetre les reduits des fibres & des vaiffeaux le plus
deliés (a). La portion blanche (j'entens cette
lymphe, dont l'affinage rendoit chaque parcelle
penetrable aux raions de la lumiere) refte groffiere & vifqueufe ; une obftruction prefque generale,
retient dans toute la maffe, une matiere étrange-
re, ennemie : voilà donc des couleurs mal broyées,
mal afforties : que peut-il refulter qu'un portrait
dont la furface inégale doit confondre & renvoier
des raions de toutes efpeces.

10. Il n'eft donc point étonnant que ce teint,
dont la blancheur éclatante, relevée par les traits
moderés du plus vif incarnat, faifoit admirer la
nature dans la delicateffe de fon pinceau, fe ter-
niffe, fe brouille & caufe une confternation d'autant plus mortifiante & affligeante, qu'on étoit
bien perfuadé que la contemplation de cette ima-
ge n'avoit rien de rebutant.

11. Les difgraces du beau fexe ne fe bornent point
là ; cette vivacité, qui faifoit l'ame d'une con-
verfation auffi amufante qu'enjouée, à fait place
à une fombre melancolie, qui n'infpire que des
idées mornes ou affligeantes, fous lefquelles l'efprit fuccombe abatu ; ou fi par-fois il fe reveille, excité par les vielles étincelles, ce n'eft que

I 2

(a) *Voiez pag.* 61. *n.* 28. 29. 30. *&c.*

pour donner des vives marques de son chagrin, par des impatiences souvent outrées. En un mot on ne voit par-tout que les traces d'une langueur accablante & insupportable.

12. Veut-on amuser, ou distraire ces deplaisirs par les douces influences d'une voix touchante? La respiration nonchalante & jalouse vient brusquer la partie. Tout conspire à empoisonner les douceurs de la vie par le fiel & soucis des maux presens, dont les suites sont encore plus à craindre.

13. La nature sourde aux plaintes ameres de ce qui fait son plus bel ornement, laisse sans resource cet aimable cortége accablé; c'est au Medecin qu'elle destine toute la gloire. Mais par malheur, nouveau sujet d'allarme! il faut pour des maux si rebelles, des remedes efficaces, dont le constant usage lutte sans cesse contre leur opiniatreté; ou trouver cette constance pour des objets deplaisans dans un sexe, une constitution, un âge, ou tout nous anonce le contraire.

14. Quel motif assés puissant pour vaincre tant de repugnance? Sera-ce l'ardent desir de son ancien état, le doux & satisfaisant souvenir des charmes passés, la consolante contemplation des appas futurs? Je le veux, & ne crains plus rien que l'incertitude d'une methode aussi gênante: on delibere avant de s'y soumettre, le têms se passe, l'occasion se perd, & le mal devient indomptable: perte facheuse que nulle consideration ne repare.

15. Il n'en sera point ainsi des eaux de Marimont; on y trouvera des avantages qu'aucun autre moien ne renferme. Le remede est facile, sa methode agreable, tout conspire, lorsqu'on est sur les lieux,

a rendre fa vertu (*a*) efficace. Il y a même cette fatisfaction pour celles qui n'uferont que des eaux tranfportées dans des bouteilles bien bouchées, qu'elles y trouveront tout ce qu'on connoit de plus 'fpecifique contre cette maladie : fçavoir un Mars abondant & (*b*) alcolifé, qui fe repand fur le champ & penetre toute la fubftance des humeurs; frappe les corps des fibres, & des vaiffeaux, vivifie les uns, ranime les autres; retablit par confequent toutes les puiffances (*c*) digeftrices, & les digeftions; remet toutes les fonctions dans un harmonie parfaite; rapelle à fon têms, par fa qualité (*d*) aperitive, cette evacuation periodique, préfage d'une fanté bien affermie & durable.

16. C'eft par la même raifon que les eaux font fi fouveraines contre tout ce qu'on appelle *mal de mere*, dont l'étymologie fait affés fentir qu'il tire prefque toujours fa fource du defaut de la matrice; ou pour mieux dire, du defaut de cette evacuation, qui lui eft propre.

17. C'eft donc toujours à l'obftruction que fe reduit fa nature. Or nous avons plufieurs fois (*e*) & fuffiffamment prouvé que le remede des obftructions par *Excellence* fe tire des eaux minerales en general. Nous avons prouvé que dans les tiraillemens couvulfifs, joints à une extréme fenfibilité des parties, qui font travaillées, les eaux de Marimont (*f*) doivent avoir la préference.

18. De forte que pour ne point tomber dans

(*a*) *Voiez Chap. XVII.*
(*b*) *Voiez pap. 31. n. 25. 26.*
(*c*) *Voiez pag. 54. n. 29.*
(*d*) *Voiez pag. 82. n. 8. pag. 83. lit. a.*
(*e*) *Voiez Chap. XIII.*
(*f*) *Voiez Chap. XIV.*

des redites inutiles & ennuiantes, il suffit de sçavoir que l'ame des maux de mere, de quelque nature qu'ils puissent être, consiste en convulsions.

19. Que sera-ce si l'on peut prouver, que les maux de mere & ceux des hypocondriaques ont ensemble une affinité si parfaite, que les plus attentifs peuvent à peine (*a*) y trouver une difference ? Ne trouvera-t-on pas encore par cette raison une source de guerison radicale dans les eaux minerales (*b*) ? Ne trouvera-t-on pas dans celles de Marimont une preéminence sur toutes les autres (*c*) ?

CHAPITRE XVI.
Que les eaux de Marimont sont très specifiques dans les maux de reins & la gravelle.

1. **D**Ans les maux de reins on doit considerer deux choses : sçavoir la douleur, & la cause qui l'occasionne.

2. La douleur consiste dans une divulsion ou contorsion des fibres : c'est une violence faite à leur état naturel, qui d'une tension moderée passe à une excessive : telle est la constitution de toute partie souffrante.

3. Cette constitution, outre l'affection douloureuse qu'elle présente à l'ame, resserre les parties, blesse differemment leurs fonctions, & toûjours conformement à la nature d'icelles.

4. Dans les reins (*d*) elle ne peut manquer d'in-

(*a*) *Voiez Sydenham Autheur Anglois très fidel dans ses Observations.*

(*b*) *Voiez pag.* 126. *n.* 21.

(*c*) *Voiez pag.* 124. *u.* 18. 20. 21. 24. 25. *&c.*

(*d*) *Ces parties sont destinées à separer l'urine du sang, & lui livrer passage vers la vessie par des conduits très-minces, qui d'ailleurs, dans le cas présent sont resserrés par la douleur.*

terrompre le paſſage des parties terreſtres, & grof-
ſieres de l'urine; ce qui ſuffit pour donner naiſſance
à l'aſſemblage d'une matiere graveleuſe ou ſab-
loneuſe. (*a*) Il n'eſt donc point étonnant que tous
les Auteurs confondent les maux de reins avec la
gravelle, étant très certain que ſi elle n'a pas
lieu comme cauſe, elle l'aura toûjours comme
effet. De ſorte que par cette raiſon la gravelle ſe trouve preſque toûjours unie aux maux de
reins.

5. Au reſte, ſoit qu'on enviſage les maux de
reins unis ou ſeparé de la gravelle, peu importe, les Eaux de Marimont ſont également convenables.

6. Quant à la douleur, (abſtraction faite de la
cauſe, qui l'occaſionne) il ſuffit pour l'apaiſer, de
relacher les fibres trop tendües : c'eſt même l'u-
nique moien que l'art ſuggere dans telle rencontre.

6. L'eau de Marimont contient deux principes
des plus efficaces pour cet effet : ſçavoir 1. l'eau
ſubtile (*b*) abondante, qui eſt preſque toûjours
determinée vers cet endroit : 2. le ſouffre volatil
(*c*) & balſamique.

7. L'un & l'autre de ces principes ont été de
tout têms reconnus comme aiant des vertus très
ſingulieres contre les douleurs : auſſi ſont-ils ceux
dans toute la nature, qui relachent les plus puiſ-

I 4

(*a*) *Ce ſont des parties terreſtres, ſulphureuſes, &*
ſalines liées enſemble qui forment la gravelle. Tous
ces principes ſont dans l'urine, ſeparés les uns des au-
tres par une grande quantité d'eau.

(*b*) *Voiez pag.* 27. *n.* 1. 2. 3. 4. *Item pag.* 36. *n.* 10.
12. 13. 14.

(*c*) *Voiez pag.* 35. *n.* 4. 5. 6. 7.

famment les fibres. Ceci eſt mis hors de conteſtation à l'égard de l'eau par des effets journaliers, qu'elle produit en pareils cas, en guiſe de
bain tiéde; ſoit qu'elle fut emploiée ſeule, ou
unie à quelques volatils moderés, qui pour lors, ne
ſervent qu'a faire penetrer plus avant dans la ſubſtance des fibres, les parcelles de l'eau. Cette experience eſt même ſi apropriée à nôtre cas, que
dans les douleurs de reins les plus aigues & les
plus rebelles, les demi-bains ſont ordinairement
les derniers & plus ſouverains remedes.

8. La puiſſance anodine & relachante du ſouffre volatil, & balſamique, n'eſt pas moins bien
prouvée; puiſque ce n'eſt que par cette qualité
que l'opium, *relachant par excellence*, opere des
effets très ſurprenans en ce genre.

9. On me dira peut-être que les Eaux de Marimont, outre ces principes, en contiennent d'autres, d'une vertu oppoſée : tels que ſont les ſels,
le vitriol volatil, & le Mars.

10. Il eſt vrai que ceux-ci agiſſent en irritant
moderément les fibres, & que c'eſt par cette raiſon qu'ils rafermiſſent les parties trop relachées.

11. Mais cela n'empêche pas qu'on ne puiſſe
compter ſur les effets précedens dans toutes les
douleurs; & ſur-tout dans les maux de reins.
Cette union meme des principes oppoſés en apparence fauoriſe infiniment les intentions du Medecin : en effet; dans le cas préſent une relaxation des fibres outrée & ſubite, ſeroit certain-
nement nuiſible, (*a*) par une extrémité oppoſée.

12. C'eſt donc avec ſageſſe & conformement
aux indications le mieux arrangées, que la nature

____

(*a*) *Voiez pag.* 113. *n.* 15.

a difpenfé ces principes oppofés en apparence, mais très appropriés dans l'effet.

14. Lorfque ceux là relachent la fubftance des reins tenduë & douloureufe, & qu'ils donnent fujet de craindre que ces parties affaifées (*a*) ne languiffent dans leurs fonctions, ceux-ci fe préfentent à propos pour diffiper les alarmes, en rafermiffant (*b*) une vigueur ébranlée.

15. Effet qu'ils produiront avec d'autant plus de fecurité, qu'on n'a d'ailleurs rien à craindre d'une irritation exceffive; (*c*) attendu que le principe irritant confifte principalement dans' le vitriol volatil, (*d*) qui n'arrive jamais jufqu'a la fubftance de reins.

16. Ce n'eft que fur l'eftomac que pofe directement l'action de ce principe, ou il fe decompofe (*e*) avant de paffer outre; de forte qu'il n'y a qu'un peu de (*f*) Mars, & de fel fixe (*g*), quelques anodins volatils & balfamiques (*h*) joints à une grande quantité d'eau fubtile (*i*) & penetrante, qui atteignent la partie douloureufe.

17. L'irritation immediate fera donc de plus moderée à l'égard des reins, puifque fon principe eft modique; (*k*) autre avantage pour ceux en

(*a*) *Voiez ibid. n.* 15. 16.
(*b*) *Voiez pag.* 119. *n.* 36. 37.
(*c*) *Voiez ibid. n.* 38.
(*d*) *Voiez pag.* 30. *n.* 19. 20. 21. 22.
(*e*) *Voiez ibid. Item n.* 24. 25. 26.
(*f*) *Voiez ibid. n.* 23. 24.
(*g*) *Voiez pag.* 55. *n.* 34. 35.
(*h*) *Voiez pag.* 35. *n.* 4. 5.
(*i*) *Voiez pag.* 27. *n.* 1. 2. 3. 4. *item pag.* 36. *n.* 12. 13. 14
(*k*) *Voiez pag.* 30. *n.* 19. 20. 21. 22.

qui les principes gravelleux abondent ; fur-tout fi l'union d'iceux a déja donné naiffance à des pierres ébauchées, n'étant que trop confirmé, par des experiences journalieres, que dans ces fortes de cas rien n'eft pire que d'avoir recours au diuretiques (*a*) d'une activité immoderée, dont les effets fe reduifent à defecher & irriter les fibres, agiter la pierre ; ce qui ne peut manquer de rendre les douleurs plus vives & plus opiniatres.

18. C'eft la raifon pour quoi des Auteurs éclairés & finceres condamnent fi hautement dans ce cas les eaux minerales de cette nature. C'eft par un evenement femblable qu'un autre (*b*) a reconnu le peril qu'il y avoit d'en confeiller l'ufage aux graveleux.

19. Il n'en eft pas ainfi des eaux de Marimont, qui n'operent dans cette rencontre qu'en relachant les fibres trop renduës & trop rigides, avec cette fage & heureufe précaution, qu'elle prévient, par fon activité moderée, les effets à craindre d'une extrémité oppofée.

20. De cette maniere, les conduits ci-devant trop refferrés, fe trouvent elargis, le gravier delaié, les fibres menagées dans cet avantageux degré de foupleffe, qui d'un côté prévient les tenfions douloureufes, & de l'autre fufpand leur chûte précipitée vers un affaifement dangereux. Tout confpire en un mot à éconduire de bonne grace cet ennemi juré du repos des hommes & de l'harmonie de leur fanté. D'autant plus que l'ufage de ces eaux étant quelque têms continué,

(*a*) *On appelle diuretiques les remedes qui provoquent l'urine.*
(*b*) *Voiez Neffel Traité des eaux de Spa.*

purge & nettoyent, pas feulement tous les reduits de la fubftance des reins, mais auffi toute la maffe des humeurs, en degageant les acretés, comme il eft déja prouvé (*a*): en delaiant les principes terreftres & groffiers. Or ne font ce pas ces acretés jointes a ces derniers principes, qui donnent naiffance à la pierre ? L'analyfe de celle-ci eft à cet égard trop decifive pour pouvoir en douter.

21. De forte que les eaux de Marimont doivent être cenfées d'autant plus fouveraines contre la gravelle, qu'elles combattent ce mal dans fa fource, dans fes attaques, dans fon progrès, & dans fes fuites. Dans fa fource, en enervant fes principes : dans fon progrès, en empêchant la combinaifon d'iceux ; dans fes attaques en appaifant les douleurs : & dans ces fuites enfin en rafermiffant la fubftance des reins ; ce qui doit conduire à l'entretien d'une circulation libre & facile dans ces endroits, & par confequent à l'Harmonie de leur fonction la plus parfaite.

22. Je ne vois pas ce qu'on peut dire de plus à la loüange des eaux de Marimont fur ce fujet, à moins que de leur attribuer la vertu de diffoudre les pierres dans le corps.

23. Je fçais que de tout tems plufieurs curieux auffi zelés qu'éclairés fe font livrés à la recherche d'un tel remede, d'autant qu'une pareille decouverte a toùjours été envifagée comme très-importante au genre humain.

24. En effet ; une experience trifte & journaliere nous apprend que ceux qui portent une pierre, foit dans les reins, foit dans la veffie, ou ailleurs, portent la fource d'une vie malheureufe,

(*a*) *Voiez pag.* 74. *n.* 14. 15. 16. 17.

dont le fort eft d'autant plus deplorable que tout autre fecours, que l'art fubminiftre jufqu'à prefent, eft infuffiffant pour les arracher à leurs fouffrances.

25: Si la pierre eft dans les reins & d'un volume un peu confiderable, c'eft envain qu'on s'efforce d'aneantir les Simptomes les plus cruels. L'unique moien eft d'ôter la pierre : fon volume fuperieur aux paffages ne laiffe aucun fondement à cette efperance, à moins que de la diffoudre, la fondre, la detruire.

26. Si ladite pierre fe trouve à la veffie ; à la verité on peut compter fur un fuccès plus heureux, mieux fondé. Le canal qui conduit au dehors eft affez large pour livrer paffage à des pierres d'une certaine étenduë ; d'ailleurs les remedes anodins, relachants, emollians appliqués à la region qui correfpond au col de la veffie, peuvent élargir le conduit, faciliter le paffage, qu'une pierre flottante dans la veffie, entrainée vers cet endroit par fa gravité, ne manque jamais d'enfiler.

27. De plus, fi la pierre trop groffe, trop aiguë ; fi le canal trop fenfible, trop ferré, trop étroit, ne laiffent plus rien à efperer ; la taille eft encore un moien propre à nous en delivrer. Voilà la derniere reffource, fur laquelle ceux qui font travaillés de la pierre à la veffie peuvent compter.

28. Mais cette reffource eft-elle fans inconvenient, fans danger ? Outre les recidives, auxquelles cette operation faite dans des circonftances auffi heureufes qu'avantageufes, laiffent toûjours ces patiens ; outre l'ulcere de la veffie, ou l'incontinence d'urine, fuites affés frequente de cette methode, peut on compter pour rien le peril auquel on eft expofé? Peril qui rend fouvent le remede pire que le mal :

peril qu'*Hippocrate* envifagea de fi près & avec tant de circonfpection, qu'il adftreignit fes difciples par un ferment folemnel de ne jamais s'en méler.

29. Sera-t-il apres cela encore étonnant fi la decouverte d'un remede propre à diffoudre la pierre dans le corps, à fait de tout tems l'objet des recherches les plus curieufes & laborieufes ? Sera-t-il étonnant que les vendeurs de fumée, les écumeurs de Bourfe fe foient fi fouvent prévalus de cette prétendue decouverte pour le vendre au poids d'or. Sera-t-il étonnant que plufieurs Medecins euffent emploié leurs études & talens à produire differentes differtations tendantes à prouver la poffibilité du fuccés ? Differtations à la verité ingenieufes & fçavantes, mais auxquelles une chofe unique manque; fçavoir *la realité* du fuccés; *realité* au refte qui fait le point effentiel. Car qu'importe il tant de fçavoir que l'or, largent, les fels, les fouffres, la terre & tous les metaux trouvent dans la nature un diffolvant aproprié, auquel il doit ceder à l'exclufion de toute autre. Qu'importe-il d'avoir penetré les raifons abftrufes & difficiles du rapport qui fe trouve entre tous ces corps & leur diffolvant ? Sera t-on enfuite de ces laborieufes recherches plus en état de fecourir ceux, qu'une pierre, malgré toutes ces fubtilités, mette aux abois ? Non fans doute, le point effentiel eft cette feule decouverte par laquelle il coufte que cette diffolution a lieu; enfuite de quoi raifonnez tant qu'il vous plaira, donné l'effort à vos talens, penetrez dans les abimes des ouvrages du Tout Puissant, developpez les refforts des caufes qu'il fait agir, & revelez nous en, fi vous pouvez, les myfteres les plus cachez ? Mais avant tout, nous difent les perfonnes cenfées, ôtez la pierre.

30. J'approuve infiniment cette methode energique, qui tend droit au folide, fans s'embarraffer des ambages de plufieurs caufes, dont la recherche eft auffi vaine que difficile, & même fouvent inutile; mais je crains que trop de liberté de s'affranchir du côté des caufes, n'entraine vers une extremité oppofée ; fçavoir au pure *Empirice :* une jeuneffe déja trop inclinée à fe fouftraire aux travaux penibles d'une phyfique raifonée, fe faifit incontinent du fpecieux prétexte de *l'impenetrabilité* des caufes, pour fe livrer au penchant qui l'entraine à l'indolence.

31. Il eft des raifonnemens, dont on peut tirer grand fruit dans nôtre profeffion, & dont je pourois rapporter plufieurs preuves inconteftables; mais je me contenterai d'en citer une qui foit appropriée au cas préfent.

32. C'eft au raifonnement que nous fommes redevables, de la connoiffance d'un remede propre à diffoudre la pierre dans le corps. C'eft par le raifonnement que nous avons auffi decouvert que les eaux de Marimont ont cette proprieté.

33. Exemple : Mr. *Default* (*a*) aiant remarqué que l'eau diffoud la terre & tous les fels; que le foufre diffoud les foufres ; s'étant d'ailleurs affuré par des experiences reiterées que les pierres, qui fe forment dans nôtre corps, font compofées de terre, fels, & fouffres, il conjecture probablement, que les eaux minerales, dans lefquelles les principes fulfurés & penetrants abondent, font capables de diffoudre la pierre dans le corps.

(*a*) *Voiez fa differtation de Medecine t.* III. *qui eft une* Differtation la pierre des Reins & de la veffie avec une methode fimple & facile pour la diffoudre fans endommager les organes.

34. Pour affermir cette conjecture & la faire passer par degrez jusqu'à l'évidence, il se rend à *Bareges* (*a*) ou il fait tremper une *pierre de la veffie dans le Canal de l'evier des eaux minerales & sulphurées* qui s'y trouvent. Cette pierre les premiers jours augmenta notablement de poids. (*b*) Apres quatre jours elle diminua d'une huictiéme partie. Puis *quatre jours ensuite d'un quart, tant qu'en fin elle se fondit totalement.*

35. Animé d'un succés si heureux, il fait tremper un pierre des reins dans la même eau transportée chez lui & remise au bain Marie, ou il observe (*c*) que cette pierre *se fond avec une celerité incroiable.*

36. Voilà, dis-je, le fruit du raisonnement que cet Auteur forma si à propos. Voilà ce qui nous a engagé à faire des pareilles épreuves dans les Eaux de Marimont, avec d'autant plus de confiance, qu'un principe sulphuré volatil & penetrant (*d*) s'y trouve abondamment.

37. Nous avons déja remarqué (*e*) qu'une pierre de la veffie trempée pendant une nuit dans la source de Marimont a diminué de trente quatres grains, ce qui faifoit la huictiéme partie du total.

38. J'ai promis de communiquer (*f*) au public la suite de cette experience, si j'en étois informé avant la fin de cette differtation. Le Sr. *Delval* Medecin nous en fait le detail par une lettre en

(*a*) *Voiez ibid.*
(*b*) *Voiez ibid. pag.* 224.
(*c*) *T.* III. *pag.* 221.
(*d*) *Voiez pag.* 35. *n* 4. 5. 6. 7..
(*e*) *Voiez pag.* 26. *n.* 29.
(*f*) *Voiez pag.* 42. *lit. a.*

datte du premier de May, que j'ai jugé convenir
de joindre ici mot à mot.

MONSIEUR

J Ai l'honneur de vous faire part, que je repaf-
fai à Marimont le 28. de ce mois, ou je m'in-
formai du progrés des experiences, fur les deux
calculs, delaiffez à cet effét, en mains du Sr.
Adrien Fontaine lors que nous y fûmes pour les
eaux minerales, en datte du..... de ce mois: il me
declara les avoir expofé pendant neuf jours con-
fecutifs, dans environ une demie pinte d'eau pui-
fée à la fource, & renouvellée chaque jour; qu'il
avoit journellement péfé le gros, & qu'il l'a-
voit retrouvé pendant fept jours, de poids à peu
prés égal, que le 8me. jour il l'avoit trouvé diminué de 4. grains, & le neuvieme qu'il fut repe-
fé en ma prefence, il fe trouva encore plus leger de
dix grains, qui font 14. grains de diminution en
deux jours : j'examinai ce calcul, je trouvai fa furface d'une blancheur a émuler celle de la craie;
je le paffai dans la main & l'aiant legerement em-
poigné, il fe dechargeoit chaque fois d'une certaine portion de poudre blanche affez fine. Je tou-
chai enfuite le centre de ce calcul du bout du
doit, en le frottant doucement, à lendroit de fa
partie platte, ou il paroit avoir été rompû en deux
pieces, & je le ramenai chaque fois chargé d'une
forte de fable couleur d'ambre jeaune.

Je le remis enfuitte au fufdit Fontaine pour en
confuivre l'experience, qui jefpere dans peu, aura
l'honneur de vous donner avis de fa diffolution
totale.

Quand au calcul du rein, qui étoit de la grof-
feur

seur d'une olive mediocre, je le trouvai diminué & reduit a la grosseur de la pierre d'olive, & lors que je crû le prendre entre les doits pour l'examiner de plus prés, il s'ecrasa, & me tomba dans la main divisé & brisé en fragmens; je le frottai negligemment avec le doit index de l'autre main, & d'abord il se reduisit en poussiere graineuse; mais si legére, que l'aiant rejettée dans l'eau, dont-on venoit de le tirer, une partie surnagea & la troubla, de sorte que trés peu passa en sediment.

Tout ceci s'exécuta en presence & sous les attentions interpellées du Sr. Henry Van Boterdal de Bruxelle & du Sr. Adrien Fontaine de Marimont, qui seront toujours prêts à le verifier & ratifier par acte authentique.

Je serai charmé, Monsieur, d'aprendre vôtre façon de penser sur ces prodiges : pour moi j'en conclurai *à fortiori* : car si dans un vase ample, exposé en air libre d'une chambre, elles operent ces merveilles, que ne feront-elles pas prises interieurement par le haut, & introduites immediatement par le bas, aidées d'ailleurs de la chaleur naturelle, & secondée du mouvement du corps & de la vertu oscillatoire des *Solides?*

Monsieur Manderlier avec lequel je viens d'avoir l'honneur de diner, & qui vous assure de ses Civilités, ma parut fort satisfait de ces effêts; il vous prie de transmettre cette Lettre à Mr. *De Villers*, & de le presser d'achever son Livre le plûtôt possible.

Si dans quelques semaines vous pensiez à quelques nouvelles experiences, vous m'obligerez infinement de daigner me l'indiquer, pour que je les puisse exécuter, si j'en suis capable, & de vous persuader que je me ferai toujours gloire de m'in.

K

ſtruire & me mouler ſous vos hautes penetrations, de même que d'être éternellement dans des ſentimens trés reſpectueux

> *Monſieur*
> *Votre trés humble & trés obeiſſent Serviteur*
> J. F. Delval. Med. Licen.

39. Nous voions par cette lettre que la pierre de la veſſie n'eſt diminuée que de quatre grains au bout de huit jours , puis tout d'un coup de dix grains le neuvieme jour ; ce qui me fait douter ſi les obſervations journalieres ont été fort exactes à la balance.

40. Quoiqu'il en ſoit, il faut remarquer ici que les experiences rapportées dans la lettre, n'ont point été faites dans la ſource de la Fontaine, mais bien dans une demi-*Pinte d'eau puiſée* chaque jour à la Fontaine ; au lieu que lorſque nous fûmes ſur les lieux, nous laiſſames tremper la ditte pierre pendant une nuit toute entiere dans la ſource ; ce qui fait une difference conſiderable : d'autant que le principe ſoulfré volatil, qui ſe trouve dans une demi-pinte d'eau puiſée à la ſource eſt bien tôt diſſipée (a) au lieu qu'a la Fontaine ce principe ne manque jamais.

41. Cette difference eſt d'autant plus digne de remarque, que c'eſt au principe ſuſdit qu'on eſt redevable de cette prodigieuſe faculté qu'elles ont de diſſoudre la pierre.

42. Il eſt vrai que j'ai inſinué ci-devant (a) que les principes qui compoſent nos pierres ſont *les ſels, terres & ſoulfre*; *que l'eau diſſout les premiers*, *& le ſoulfre le dernier* ; d'ou il ſemble ſuivre que comme ces premiers principes ſurpaſſent

(a) *Voiez pag.* 10. *n.* 5.

en proportion considerablement le dernier, c'est à l'eau principalement qu'on doit attribuer la vertu de dissoudre la pierre.

43. C'est ainsi qu'on se trompe, lorsqu'on accorde trop au raisonnement : la vertu principale de dissoudre la pierre ne doit point être attribuée à celui des dissolvans qui dissout le plus, mais à celui qui ébauchant cette dissolution, ouvre le champ aux autres.: voilà ce que fait le principe soulfré volatil ; la preuve en est incontestable; puisque la pierre remise en toute autre eau destituée de ce principe reste dans son entier.

44. Tellement que pour rendre notre experience plus accomplie, il s'agit de faire tremper les dites pierres constâment dans la source. Entretems cependant, qu'il me fut permit de profiter des decouvertes dont il est fait mention dans la lettre, & d'en tirer des consequences utiles à ceux qui ont une pierre dans les reins.

45. Il est dit que la pierre des reins dont la *grosseur etoit celle d'une Olive, se trouva reduite à celle de la pierre de la même Olive*, qu'en frottant negligemment ladite pierre, elle est tombée en poudre si subtile qu'elle surnageoit à l'eau.

46. Je n'ai point de peine à comprendre le different succés de cette experience, par rapport à la pierre des reins & de la vessie ; d'autant que je suis convaincu que celle-ci beaucoup plus ferme & plus dure resiste à proportion d'avantage. Voiez Delfaut *ibid*.

47. De cette moindre resistance, prouvée d'ailleurs par le succés raporté ci dessus (*a*) je conclus que les eaux de Marimont bües à la source dissoudront la pierre dans les reins.

K 2

(*a*) *Voiez la lettre pag.* 145.

48. Qu'on ne trouve pas au reste cette proposition trop hardie avant d'avoir examiné mes
preuves & mes raisons.

49 Je suis persuadé, autant que personne du
monde, que l'eau minerale transportée par les
voies ordinaires jusqu'a la substance des reins, n'a
pas la même force que celle qui se puise à la source : je connois parfaitement toutes les raisons qui
concourent à rompre son efficace : mais ce non
obstant Je prie de faire attention aux raisons sui-
vantes.

50. Une pierre attachée à la substance des reins
est d'une resistance beaucoup moindre que celle qui
a vû l'air. C'est par une raison semblable qu'une
pierre tirée recemment de la vessie est fonduë dans
l'eau de Barege (a) à proportion en moins de tems
que les anciennes.

51. Si donc il est permis de passer par retrogradation d'experience en experience, on trouvera à
la fin la demonstration de ce que je dis.

52. La pierre des reins resistant moins que celle
de la vessie se dissout totalement, apres avoir été
trempée plusieurs jours dans une pinte d'eau puisée à la fontaine de Marimont, & chaque jour
renouvellée. Voiez la lettre pag. 146.

53. Un autre pierre des reins s'est fonduë avec
une celerité incroiable (b) dans l'eau de Bareges
transportée & remise au bain Marie. Aucune de
ces deux experiences n'a lieu à l'egard des pierres
de la vessie.

54. La raison de ce different & plus heureux
succés vient du moindre degré de resistance : il est
prouvé que les pierres qui sont attachées à la substance des reins resistent moins que celles qui sont

(a) *Delsaut ibid. pag.* 228.
(b) *Voiez ibid.*

à l'air. Il est hors de doute que celles qui sont plus voisines à leur origine, moins eloignées de la puissance qui lië & unit leurs principes, ont toûjours à proportion quelques degrez moindres de solidité & de coherence.

55. N'est il donc pas demontré que les pierres qui resident dans la substance des reins, & dont la resistance est beaucoup moindre que les autres qui ont servi aux experiences, tant par ce qu'elles n'ont pas été exposées au plein air, que par ce qu'elles n'ont peut-être point encore acquis ce dernier degré de petrification : que ces pierres, dis-je peuvent se dissoudre par une vertu inferieure à celles qui furent emploiées aux experiences susdites.

56. N'est ce pas une suite des experiences ci-dessus rapportées, d'autant moins contestable, qu'elle pose sur les mêmes principes ; qu'elle a pour báse des observations du méme genre, de même nature.

57. Qu'importe donc que l'eau transportée par les voies ordinaires jusqu'a la substance des reins n'eut pas la même force que celle qui est puisée à la source ? Il suffit, pour arriver à nôtre but, qu'elle y transporte ses qualités, quoique moindres en efficace.

58. Je finis ce Chapitre par exhorter ceux qui sont travaillés de la pierre des reins & de la vessie, à ne point differer de se rendre à Marimont : plus on attend, plus les pierres se durcissent & moins elles se prêtent à la vertu de ces eaux.

59. N'importe que l'ulcere se trouve peut-être joint à la pierre, ce qui arrive souvent & qui rend toujours la vie insupportable par les douleurs excessives qui l'accompagnent : l'eau de Marimont

combinée avec le lait (*a*) fournit un remede propre à cette complication ; fur lequel on pourra d'autant mieux compter, fi l'on obferve le regime qu'un bon Medecin doit préfcrire en pareil cas.

60. Quant aux pierres de la veffie, ce n'eft point à la boiffon des eaux qu'il faut confier leur diffolution & fa guérifon ; les injections journalieres & faites avec methode, font ici neceffaires. La maniere fe trouve à l'endroit cité du Sr *Delfaut*. (*b*).

61. Je prévois que quelques Critiques s'éfforceront de detruire la confiance qu'on doit avoir dans lefdites injections. Pour rendre cette critique d'autant plus feduifante ou fpecieufe, ils en chercheront les raifons dans les experiences que nous avons rapportées.

62. Il eft dit (*c*) qu'une pierre de la veffie trempée pendant huit jours dans une demi-pinte d'eau, chaque jour renouvellée, n'a perdu que quatorze grains de fa fubftance, ce qui ne monte pas encore à deux grains par jours : de forte que celui qui aura une pierre de trois onces dans la veffie (ce qui n'eft point extraordinaire) devra continuer les injections pendant deux ans & davantage, avant d'en être delivré, ce qui fuffit pour rebutter les plus patiens d'une methode d'ailleurs affez gênante.

63. S'il étoit vrai que cette methode operât fi lentement, je laifferois la decifion de fon entreprife a ceux, qui font dès longtêms travaillés des fymptomes les plus cruels : c'eft à eux à mettre en balance la difficulté & les inconveniens d'un remede d'ailleurs efficace, avec l'atrocité d'un mal

(*a*) *Voiez pag.* 120. *n.* 39.
(*b*) *Voiez ibid.*
(*c*) *Voiez la Lettre du Mr. Delval.*

qui, fans une operation cruelle (*a*), pleine de dangers & d'inconveniens feroit incurable, & à la fin
mortel. Perfonne n'eft plus en état qu'eux de pe-
fer les unes & les autres, & decider enfuite.

64. Mais il s'en faut bien que les injections faites à propos operent avec la même lenteur (*b*).

65. Il eft prouvé que le principe qui contribue
le plus à la diffolution des ces fortes de pierres eft
celui qui participe de la nature du foulfre (*c*).

66. Il eft prouvé que le principe foulfré
des eaux de Marimont eft volatil (*d*) qu'il fe perd
en fort peu de tems expofé au plein air (*e*).

67. Il eft donc evident qu'une eau feulement renouvellée tout les vintquatre heures, ne peut beaucoup contribuer à la diffolution des pierres; d'autant que ce qui fait l'ame de fon action refte à peine quelques minutes (*f*) incorporé à l'eau, dans laquelle on fait tremper la pierre

68. De maniere que fi l'on fait attention que ce
principe volatil cherche incontinent à fe repandre
en plein air, ou la refiftance eft moindre, on ver-
ra, que ce qui s'atâche a la pierre trempée comme
deffus, eft de bien peu d'importance.

69. il y a donc tout lieu de croire que fi cette
eau etoit renouvellée à propos, ou fi la pierre étoit
remife dans un endroit ou cette diffipation n'eut
pas lieu (foit par des circonftances qui empêchaf-
fent la liberté du plein air, foit par une fubftitu-

K 4

(*a*) *Voiez pag.* 141. *n.* 28.
(*b*) *Voiez Delfaut ibid.*
(*c*) *Voiez pag.* 147. *n.* 43.
(*d*) *Voiez pag.* 10. *n.* 45.
(*e*) *Voiez ibid.*
(*f*) *Voiez ibid.*

tion continuelle du même principe) la diſſolution en ſeroit beaucoup plus prompte.

70. Ce fut ſans doute à raiſon d'une pareille circonſtance qu'une pierre des reins fut fonduë avec une celerité incroiable (*a*) dans le bain Marie.

71. De même, c'eſt par une ſubſtitution continuelle de ce principe ſoulfré (*b*) volatil qu'une pierre de la veſſie trempée pendant une nuit dans la ſource de Marimont a perdu trente quatre grains de ſon poids ; au lieu que la même pierre trempée pendant huit jours dans une demi-pinte d'eau (*c*) renouvellée tous les jours n'a perdu que quatorze grains.

72. N'eſt ce pas avec fondement que je conclus, de tous ces faits & raiſonnemens, que l'eau de Marimont puiſée à la ſource & injectée ſur le champ dans la veſſie, y diſſoudra la pierre, ſi point avec la même celerité que les eaux de Bareges (*d*) diſſoudent celle des reins au bain Marie, du moins avec beaucoup plus de promptitude que celle qu'on emploie en plein air. (*e*)

73. N'eſt ce pas avec raiſon que j'oſe avancer que les injections chaque jours pluſieurs fois réiterées produiront des effets beaucoup plus ſenſibles, qne n'a fait l'eau de Marimont renouvellée tous les vingt quatre heures. (*f*) Cette verité n'eſt elle pas bien fondée ſur la quantité de ce principe

(*a*) *Voiez Delſaut l. c.*
(*b*) *Voiez pag. 47. n. 26. item pag. 21. n. 3.*
(*c*) *Voiez la Lettre pag. 144.*
(*d*) *Voiez Deſault ibid.*
(*e*) *Voiez la Lettre ibid.*
(*f*) *Voiez ibid.*

soulfré volatil (*a*) renouvellé (*b*) & retenu dans la veffie ? A quoi l'on doit ajouter, 1. ce degré de chaleur interieur qui met tous ces principes en mouvement. 2. Les frottemens continuels, aux quels la pierre eft expofée dans la veffie.

74. Voila, dis-je, deux raifons qui contribueront encore beaucoup à accelerer la diffolution de la pierre : la chaleur fait agir & penetrer les principes propres à cet effet : c'eft une force, qui les porte avec violence contre les parcelles qui compofent la pierre, qui en dechire les liens, lorfque les frottemens les feparent. Qu'on fe fouvienne que le calcul des reins, qui avoit trempé huit jours dans l'eau de Marimont (*c*) fembloit encore être dans fon entier , lorfque le Sr *Delval* le preffant legerement entre les doigts, le fit tomber en pouffiere : eut il parut fi longtêms dans fon entier fi les frottemens avoient fecondé l'action du diffolvant?

CHAPITRE XVII.

Maniere de boire les eaux de Marimont , &
Regime qu'il faut obferver pour lors.

I. ON ne fçauroit affez blâmer la conduite de ceux qui n'étant pas Medecins , boivent les eaux minerales de leur chef , fans regime ni methode , foit en fanté ou en maladie.

2. Car premierement c'eft une erreur très-groffiére de croire que ce qui eft falutaire aux malades ne peut à plus forte raifon nuire à ceux qui font fains.

(*a*) *Voiez pag. n. 4.*
(*b*) *Voiez pag. 146. n. 40.*
(*c*) *Voiez Lettre ibid.*

3. Tout remede qui produit des effets fenfibles & fubits contient des principes dont l'action eft proportionnée aux caufes qui derangent la fanté : ce n'eft qu'en agiffant fur elles , en les aneantiffant à propos, qu'il devient falutaire aux occafions.

4. Lorfque ces caufes n'ont pas lieu, les principes des remedes fufdits, de même que leurs actions n'en font pas moins réels : on doit donc en attendre des effets en fanté comme en maladie; avec cette difference, que dans le premier cas ne trouvant rien de nuifible à detruire, ils attaquent ce qui eft dans l'ordre, non fans peril d'ébranler l'harmonie la plus parfaite.

5. Il n'eft donc point étonnant que ce qui rend la fanté au malade agiffe fouvent d'une façon oppofée dans ceux qui font fains. Outre que la raifon femble decifive à cet égard, nous en voions des preuves convaincantes dans l'antiquité la plus reculée. *Hippocrate* ce grand obfervateur nous annonce (a) que l'Hellebore eft mortel à ceux qui font fains : ce remede cependant étoit fort en ufage de fon têms dans prefque toutes les occafions, où il s'agiffoit de purger : on l'ordonne encore de nos jours dans plufieurs rencontres avec fuccès : d'où vient cette difference ? C'eft que dans un cas les principes de ce remede portent fur les parties malades, & dans l'autre fur celles qui font faines.

6. Je ne dis cependant pas que les eaux de Marimont feront mortelles ou generalement dangereufes aux perfonnes qui font en fanté; mais je dis qu'à proportion de leur activité, qui ne fe trouve émouffée, ni contrebalancée par aucune puiffance ennemie, elles peuvent plus ou moins deranger.

(a) *Voiez* Sect. 4. *Aph.*16. & *Combinez avec l'Aph.* I. *de la* Sect. 5.

7. Je ſçai qu'il ne conſte pas juſqu'à preſent qu'elles euſſent fait du mal à qui que ce ſoit (*a*) quoiqu'il eſt apparant qu'elles n'ont pas toûjours été buës avec methode, & dans les cas requis : je ſçai que la raiſon de cet avantage ſur beaucoup d'autres, ſe trouve dans leur nature douce & benigne ; dans leur legereté & volubilité, qui ne permettent pas qu'elles ſéjournent long-têms dans le corps ; & que ce n'eſt que par ce ſejour que les autres deviennent nuiſibles en certaines occaſions. Je connois, dis-je, parfaitement toutes ces raiſons, mais ce nonobſtant je ne ſçaurois être d'avis qu'on les boive indifferemment ſans methode ni beſoin ; d'autant qu'il eſt des perſonnes, dont les organes ne ſont pas toûjours diſpoſés à livrer paſſage à cet element farci de vitriol volatil, de ſouffre mineral (*b*) : c'eſt donc toûjours expoſer ſa ſanté que d'en agir avec ſi peu de menagement & de precaution. Je n'ai cependant rien contre l'uſage que pluſieurs font de cette eau bouillie. Etant à Marimont, nous bûmes le Thez preparé avec l'eau de cette fontaine, ſans remarquer autre difference qu'une teinture meilleure, un gout plus exquis. (*b*)

8. Ne ſera-t-il donc permis, me dira-t-on, d'aller au-devant des maladies, & de prendre les dites eaux, au moins par precaution lorſqu'on ſe porte bien ? Il eſt des cas, ou les cauſes des maladies, quoiqu'interieures & dangereuſes reſtent cependant en ſuſpens pendant quelque têms : nous

(*a*) *Voiez pag.* 128. *n.* 34.

(*b*) *La raiſon de ceci m'a paru fort ſenſible dans la legereté de ſes principes : cette chaleur diſſipe les uns, & fait precipiter les autres ; de ſorte qu'il ne reſte à l'eau que ſa ſubtilité qui lui fait prendre cette teinture forte & ce goût qui flatte.*

voions des preuves évidentes de cette verité dans toutes les maladies dangereuses, dont les attaques sont subites : n'étant point apparant que la cause de ces derangemens outrés se soit formée sur l'heure. Nous en voions dans la Goute, la Rache, & cette autre honteuse maladie, si fatale & si funeste, que sans la decouverte des proprietés du Mercure, ce seroit peut-être fait du genre humain : qui ne sçait que la semence des unes & des autres travaille long têms les humeurs d'une maniere presque imperceptible, & souvent ne se manifeste que lorsque les degats sont grands, & quelque fois irreparables. N'est-il pas plus prudent d'avoir recours aux remedes lorsque le mal, pour ainsi dire, ne fait que de naître, que d'attendre qu'il fut enraciné ? Combien en voit-on à qui la vie est à charge & de plus miserable, pour avoir negligé les remedes à son têms ?

9. Je ne sçaurois m'opposer à des raisons si équitables : mais je dis que pour tenir ce milieu, qui n'expose point la santé (*a*) qui ne favorise point les progrès des maux (*b*) imperceptibles dans leurs origine, il faut avoir son recours à un Medecin éclairé.

10. Je dis la même chose pour ceux qui sont atteints de maladies, dont les simptomes ne sont rien moins qu'équivoques : il ne suffit pas d'être malade pour avoir recours à Marimont. Il est des maladies, qui ne sont point du ressort de ces eaux : il en est d'autres à la nature desquelles les eaux conviennent, mais seulement dans certaines circonstances, dans certains degrez, hors

(*a*) *Voiez pag.* 154. *n.* 5.
(*b*) *Voiez pag.* 154. *n.* 8.

desquels les eaux minerales, au lieu de donner la vie, peuvent avancer la mort : on ne voit ailleurs que trop d'experiences fatales en ce genre ; soit que cela vienne de ce que les eaux ne font point appropriées au mal , soit de ce que le Regime n'eft point obfervé à la lettre.

11. Je veux, & je crois que les eaux de Marimont ne feront point mortelles dans les mêmes circonftances , ou d'autres le font : mais encore feront-elles nuifibles ou au moins inutiles , ce qui fuffit pour ne point s'embarquer fans avoir confulté des Medecins affés inftruits fur leurs merites & qualité; de qui on aura foin de prendre le Regime particulier , celui que nous établiffons ici étant trop vague & trop general pour pouvoir fe l'approprier.

12. Le regime general concerne 1. la maniere de boire les eaux , 2. la façon de fe gouverner lorfqu'on les boit.

13. La maniere de boire les eaux concerne le têms , la quantité, le lieu.

14. Le têms le plus propre commence à la fin du mois de May , peut s'étendre jufqu'à la fin de Septembre , la faifon étant favorable. Ou fuppofe ici que les eaux fe boivent fur les lieux , car tranfportées , elles peuvent être buës en tout têms, il fuffit de fe precautionner contre le froid.

15. Les premiers foins de ceux qui font deftinés à boire les eaux regardent certaines preparations, qu'on croit très effentielles ; fçavoir la faignée, la purge, ou tous les deux : cette derniere fur-tout eft fi fort en ufage, qu'on ne compteroit fur aucun fruit, fi elle avoit été negligée.

16. Pour dire ce que j'en penfe , je ne crois pas que la faignée faffe fouvent beaucoup de mal , par-

cequ'il n'arrive presque jamais, qu'on l'ordonne à ceux, dont les forces sont abatuës : ce qui suffit pour la rendre assés indifferente au printems

17. Elle sera au contraire utile & necessaire à ceux, qui sont travaillés ou menacés d'une abondance d'humeurs ; soit par le defaut de quelques evacuations reglées ; soit par une vie nonchalante, une table plus exquise ou plus abondante.

18. Quant à la purge je ne la crois jamais indifferente, & beaucoup plus rarement necessaire.

19. Une purge sans necessité derange toujours beaucoup l'estomac & les premieres voies ; sur tout chez les hypocondriaques, en qui une extrême sensibilité de ces endroits regne universellement : il faut souvent du tems pour se remettre de ces inutiles & vaines secousses ; de sorte que si, après l'usage des eaux, on observe cette autre maxime egalement ridicule, de purger, (pour chasser, à ce qu'on pretend, tous les mauvais restes des principes mineraux) ce qu'on peut attendre de moins facheux de cette methode, est qu'on se trouvera au même point qu'on étoit auparavant, & par consequent sans aucun fruit.

20. Ce n'est pas que je veuille ici persuader qu'une purge sera generalement mauvaise avant l'usage des eaux : je scais qu'il y a des personnes dont les premieres voies & même le sang sont farcis d'humeurs nuisibles, qui cherchent à se degager par ces endroits : ce qui s'exécuteroit peut-être sans remedes si la nature etoit suffisante ou assés bien disposée ; dans ce cas je la crois très convenable. C'est au Medecin à connoitre si ce cas a lieu ou point : connoissance d'autant plus importante, que hors ces circonstances, une Medecine est toujours nuisible.

21. Ce cas même n'admet pas indifferemment toute ſorte de Medecine ; il faut eviter celles qui ébranlent & agacent les nerfs, comme dangereuſes. Malheur à ceux qui ſe livrent aux mains des Charlatans, ou Empiriques, qui ne connoiſſent que deux ou trois remedes purgatifs, dont ils ont compilé les noms ſans beaucoup s'embarraſſer ni de leur caractere, ni de leurs effets.

22. Qu'on retienne au moins d'ici qu'il s'en faut bien que ce ſoit une regle generale & neceſſaire de purger avant & après l'ugage des eaux.

23. Le corps étant diſpoſé ſelon les beſoins on paſſe de bon matin à la Fontaine, dont on boit un verre de ſix onces ou environ, & ſucceſſivement un autre apres quelques tours d'allées qu'on pratique actuelement par ordre de la Cour, dans les environs de la Fontaine : on reïtere la doſe de la même maniere & dans des intervalles à peuprès ſemblables, juſqu'a ce qu'on à achevé la quantité preſcrite.

24. Je ne determine point ici cette quantité, par ce qu'etant relative aux temperamens & conſtitutions des perſonnes, elle ne peut être fixée non plus que la quantité du boire & du manger, il faut s'en raporter à l'avis de ſon Medecin.

26. On compendra ſans doute aiſément ſelon cette methode, que la quantité préſcrite doit ſe boire pendant l'eſpace d'une heure ou environ. La raiſon en eſt evidente ; puiſque l'eau doit agir par toute ſa ſubſtance, que le contenu de quelques onces eſt de peu importance, (*a*) il faut que l'action de la premiere doſe ſoit encore en vigueur lorſqu'on paſſe à la ſeconde, & ainſi des autres;

_____

(*a*) *Voiez pag.* 27. *n.* 2.

pour ne point perdre l'effet qu'on se propose, qui est de reunir & concentrer comme dans un point toute la vertu minerale , dont on ne ressentiroit qu'une impression bien legere , si les intervalles etoient assez longs pour couper les actions reciproques de chaque dose.

27. Par la même raison on peut comprendre pourquoi, pendant les intervalles, il faut eviter la sueur, qui entraineroit trop rapidement l'eau & son principe volatil vers la superficie du corps; priveroit par consequent les parties affligées des forces & vertus des eaux concentrées. C'est pourquoi le mouvement du corps doit être moderé, la chaleur du matin temperée.

28. Ce n'est donc pas toûjours à la même heure du matin qu'on doit boir les eaux à la Fontaine : dans les chaleurs excessives on doit être plus matinal ; il convient cependant toujours d'avoir achevé vers les huit heures, pour qu'il se trouve un intervalle raisonnable entre les eaux & le repas.

29. On sera sans doute curieux de sçavoir si les buveurs d'eau peuvent dejeûner, ou s'ils doivent attendre le midi ? à quoi je reponds qu'on ne peut à cet égard établir aucune regle generale. Plusieurs pretendent qu'il est bon d'attendre, & moi je ne vois pas pourquoi ceux qui sont acoutumés de dejeûner, ou qu'un grand appetit inquiete de bonne heure, ne pouroient l'apaiser.

30. Je dis la même chose à l'egard de ceux qui font usage journalier du Chocolat, qui n'a rien qui repugne aux eaux : mais remarqué que l'un ou l'autre ne peut se prendre que lorsque les eaux sont passées : soit que cela s'execute par les urines, ou par le bas.

31. Il est aussi très convenable pour ne pas dire
necef-

neceſſaire de differer le midi juſqu'a ce que les eaux
ſoient paſſées ; ce qui aura toujours lieu à l'heure
acoutumée , lors qu'on ira de bonne heure à la Fontaine ; à moins que quelques obſtacles ne ſurvien-
nent, ou qu'un peu de lenteur de la part des organes deſtinés à cette evacuation ne s'en mêle : dans
le premier cas , qui eſt toujours accompagné de
quelques mauvais ſimptomes, il faut avoir recours
au Medecin ; dans le ſecond cas , on peut paſſer
outre.

32. A midi que la ſoupe ſoit compoſée de bouil-
lon fort , en guiſe de conſommé, dont la matiere principale ſera bœuf & mouton , ſans ſcorſon-
nére, ni rave, ni carotte : ſi on y joint quelques
herbes, que ce ſoit de celles qui ſont legerement
aromatiques : comme ſont la ſauge, le romarin,
le thim & autres ſemblables.

33. Apres la ſoupe on commencera ſon repas
par quelques tranches de bœuf ou mouton ſuſdits ; ou un aile de chapon, une piece de dindon
(que je permets auſſi être de la partie dans la
ſoupe.) Que la ſuite du repas ſoit ſervie en rotis
de quelques unes des eſpeces déja nommées ; aux
quelles on peut joindre les poulets, les faiſans, les
aloües , perdrix, levraux : le liévre, cerf & che-
vreuil ſont du ſecond ordre.

34. Loin d'ici toute viande de cochon , jambon,
lard , boudain, fauſices ; loin tous ragouts, laitage, patiſſeries. Loin tous les fruits cruds , ſecs
ou cuits : loin confitures ou gelées. Que le deſ-
ſert conſiſte en biſcuits & quelques aniſes très
legerement ſucrées , dont l'uſage d'ailleurs doit
être fort modique. Les jours maigres, pour ceux
qui ſupportent les poiſſons, que la table ſoit ſervie
en Brochets, Truites, Perches ; aux quels dans la

L

faison on peut joindre les Huîtres , les Cabeliaux ,
les Cancres. Voilà le premier ordre pour les personnes d'une complexion plus foible, ou qui ont
l'estomac derangé. Les robustes,ou ceux qui sont ac-
coutumés aux mets plus grossiers, pouront s'acom-
moder de Carpes, Anguilles, Tanches ; & autres poissons d'Etang ou de mer moins exquis ; à
qui il suffira d'éviter ceux qui sont impregnés de
sels, ou durcis à la fumée.

35. Du reste, on choisira dans la mangeaille per-
mise celle qui est le plus de son gout, dont la
quantité doit être reglée selon la coutume, l'age,
le sexe, & le temperament des personnes ; sans
negliger la constitution présente.

36. L'unique regle generale que l'on puisse établir consiste à rester plutôt au dessous qu'a surmonter l'appétit ; ce sentiment est donné à l'homme comme la regle & la mesure de ses besoins. C'est
dans ce sens que l'on peut dire que *ce qui goute,
nourit.* Je parle de ce gout qui procede de la constitution naturelle des organes, & point du tout de
celui qui depend d'une cupidité dereglée.

37. On aura lieu de croire qu'on a observé cette regle à la lettre, si après le repas, le corps, &
l'ésprit ne se trouvent point appesantis ; si au contraire on est à peuprés également bien disposé aux
exercices de l'un & de l'autre : ce qui n'arrive
guéres lorsqu'on s'est bien bourré le ventre.

38. Quant à la boisson , ceux qui aiment
la biére , auront soin de la choisir bien cuite , claire ,d'un gout agreable ,exempte sur-tout d'aigreur
& d'amertume ; ni trop jeune, ni trop vieille.

39. Pendant l'usage des eaux je prefere le vin
à la biére : Bourgogne, Montagne, Barre, Mo-

ſelle : les premiers doivent être trempé plus ou moins ſelon leur force ou qualité; ſur-tout s'ils ſervent de boiſſon ordinaire.

40. La qualité du vin doit être differente ſelon les indications qu'on ſe propoſe. S'il s'agit de rafermir les fibres, (*a*) je prefere le Bourgogne & Montagne aux autres; & ceux-ci à ceux-là, lors qu'on veut tenir le corps ouvert & reſſentir tous les fruits des vertus aperitives des eaux.

41. Je déſapprouve abſolument toute boiſſon l'après midi ſans neceſſité; Thé, Caffé; Vin, Biére ou Liqueurs. Les premiers, quoique la coutume devienne generale, ſont abſolument mauvais, à moins qu'une longue habitude ne les autoriſe; encore eſt il mieux de s'en paſſer.

42. La refection du ſoir ne doit point paſſer les bornes d'une collation très legére; à laquelle ne doivent intervenir ni fruit, ni compote, ni laitage, ni legume : ni Confitures, ni gelées.

43. Si le ventre eſt pareſſeux, qu'on ne s'aviſe pas de le provoquer par des preparations de cuiſinnes, ſoit en fruits, legumes, ou laitage; toutes ces choſes ſujetes à fermentation irritent & gonflent l'eſtomac, occaſionnent les vents; en un mot dérangent les premieres voies, & ſont contraires aux intentions qu'on ſe propoſe dans l'uſage des eaux.

44. Il faut, pour la même raiſon, être en garde contre toutes les pilulles & autres compoſitions purgatives, quelques benignes & familiéres qu'on les ſuppoſe; d'autant qu'elles n'agiſſent pas ſans irritation, & qu'avant d'arriver à l'endroit ou ſe trouve le defaut, elles ont deploié leurs forces

L 2

(*a*) *Voiez pag.* 9. *n.* 13. 18. 20.

principales fur l'eftomac & autres parties fenfibles, qu'il importe infiniment de conferver pendant tout ce têms, dans un grand calme.

45. Si cependant la pareffe du ventre incommode, inquiéte jufqu'à menacer quelques facheux Simptomes contraires aux vertus des eaux, le remede le plus prompt & le plus facile, fera un lavement, qu'on peut reiterer au befoin & compofer de chofes appropriées au defaut, aux circonftances, aux perfonnes: les plus familiers font fouvent les meilleurs & toûjours fans rifque.

46. Les perfonnes délicates, ou fujetes aux fluxions doivent fur-tout éviter le ferein, qui commence vers le têms du foleil couchant ; & generalement parlant tous ceux, qui veuillent avoir une nuit tranquille, doivent fe retirer avant le fraîs d'un air groffier & appefantit par la retraite du foleil. Car quoiqu'il foit prouvé que l'air de Marimont eft exempt de toute exhalaifon ennemie, encore fe trouve-t-il neceffairement expofé aux alternatifs du chaud & du froid journaliers, dont l'action s'étend fur tous ceux qui n'ont pas le foin de fe precautionner : le froid eft toûjours fort dangereux enfuite de quelque chaleur immoderée, tant à raifon de la tranfpiration qu'il fupprime, que parce qu'un fang trop échauffé eft tres difpofé à s'épaiffir incontinent par le froid, & toûjours plus fort dans les endroits, ou l'action de l'air eft la plus immediate.

47. De cette inégalité d'action procedent tous les engorgemens, fuites inévitables d'obftruction, lorfqu'un fang épaiffi fubitement, fe prefente aux extrêmités des vaiffeaux ferpentins (*a*) & tres de-

(*a*) *Voiez pag.* 90. *n.* 12.

liés, ou il ne peut manquer de fejourner, & d'a-
rêter dans fon cours celui qui fuccede; ce qui doit
faire prendre le large ou coulant ordinaire &
ocafionner par ce moien des irruptions dans les
parties voifinnes; d'ici naiffent pas feulement les
catérres & les fluxions, mais auffi plufieurs maladies aigües & mortelles.

48. Qu'on juge après cela fi les delices du fer-
rein fuffiffent pour entrer en compenfation avec
les dangers, auxquels on s'expofe.

49. Pour la même raifon je ne fçaurois être
d'avis que les perfonnes fufdites fe tranfportent à
la fontaine avant le lever du foleil.

50. Quoiqu'il convienne de boire les eaux de bonne
heure, on ne fçauroit abfolument regler le têms: dans
les grandes chaleurs, il faut être plus matineux.
Lorfque l'air eft temperé, ou froid, on peut differer jufqu'à fept heures, ou plus. Il y auroit de
l'inconvenient d'attendre jufqu'à huit ou neuf.

51. Le mouvement du corps eft auffi fort neceffaire pendant l'ufage des eaux; ce qu'on exécutera à pied, à cheval, ou en voiture, felon les
difpofitions ou l'on fe trouve, ou pour mieux dire, felon l'avis du Medecin. Une regle generale eft
d'éviter la fueur qui entraîneroit trop précipitamm-
ment les principes volatils des eaux vers la fu-
perficie du corps.

52. Ce fera donc cette fueur qui fera le *point fixe*
du menagement qu'on doit apporter dans ce mouvement; avec cette precaution bien entendu, que
c'eft un *point* auquel il n'eft pas permis d'atteindre.

53. Ce-ci étant bien conçû on peut fans rien

L 3

rifquer, abandonner à chaque particulier, le foin d'accelerer ou retarder fes pas, compaffer fes promenades; les fixer, les étendre ou les refferrer; peut-être chaque en fon particulier, & probablement chaque jour differemment.

54. Le tems le plus propre, & qu'il n'eft jamais permis de negliger, eft celui du matin : je veux dire avant que l'air foit trop échauffé du foleil : dans un tems couvert, ou lorfque les vents froids regnent, on peut differer les promenades (*a*) les prolonger même jufqu'a laffitude, fi l'air temperé favorife.

55. Si au contraire les chaleurs font ardentes, ou étouffantes, on aura la precaution fouvent & de bonne heure de prendre le fraîs à l'ombre. Le Parc de Marimont, qui joint à la Fontaine, ou l'on pratique actuellement des alleés très fpacieufes & agreables, fourmille en retraites les plus charmantes.

56. La matinée étant ainfi écoulée ; le repas fini, (*b*) un doux repos ou promenade legere ici très convenables feront place aux vifites de bienfeance, qu'aucune ceremonie affectée ne doit rendre genantes. Que les Grands fe depouillent ici de leur caractére & fuperiorité, pour banir toute contrainte,& gouter à l'aife toutes les delices d'une liberté champêtre, tous les charmes d'un fejour enchanté: du refte que ces vifites foient plus amufantes qu'intereffantes ; plus badines qu'inftructives; j'entends un badinage incapable de mortifier perfonne : en un mot qu'on vive comme on vivroit, fi la nature corrompue n'avoit introduites toutes

(*a*) *Voiez* 51.
(*b*) *Voiez pag.* 161. *n.* 32.

les pallions, qui rongent le cœur & gatent l'efprit.

57. Que faire de ceux , qui trop acoutumés à la meridiane , ne fçavent fe fouftraire au fommeil pendant un têms fi peu deftiné à cette efpece d'aneantiffement ou privation de foi-même ? Leur interdire abfolument ce fera les gêner, ou expofer fon avis à des rudes épreuves. Trouverons nous un milieu qui d'un côté favorife le penchant, qui les maitrife, & de l'autre n'eut rien de prejudiciable à la fanté ? J'accorde un quart d'heure ; tout au plus une demi heure en confideration d'une coutume, que d'ailleurs je défaprouve.

58. Quelques heures après le repas, l'exercice du corps doit reprendre le deffus, foit par les jeux, foit par les promenades, que l'on continuera de façon que la collation foit precedée du repos d'une heure, ou environ : qu'on emploie cette heure à quelque occupation honête, modefte & amufante, où l'on ne puiffe trouver la fource d'aucun regret, ni l'origine d'une agitation inquiete, quelque flateufe ou feduifante qu'elle puiffe être.

CHAPITRE XVIII.

Que le regime ordinaire joint à l'avantageufe fituation de Marimont & au bon air qu'on y refpire, contribuera infiniment à rendre les vertus des eaux efficaces.

1. UN bon regime de vie eft fi effentiel à la fanté, que pour peu qu'on s'en écarte, on en reffent fouvent les effets : il n'eft pas moins neceffaire pour le retabliffement d'icelle ; il a même tant de force dans cette rencontre, qu'il fuffit fouvent fans remede, quoique fans lui les remedes les plus efficaces ne peuvent rien. **L 4**

2. Le regime concerne principalement la qualité & quantité des aliments ou de la boisson. Il s'étend sur-tout jusqu'a l'affiétté de l'ame, dont il inspire la tranquillité parfaite, jointe à une satisfaction complaisante.

3. Cette maxime va si loin, qu'elle engage souvent les Medecins à se relâcher sur l'article des alimens en faveur du panchant des malades; parcequ'ils prévoient qu'il y auroit plus des desordres à craindre en refusant qu'en acordant certaines choses, qui ne sont pas les meilleures: tant il est vrai que rien n'est plus important pour la santé que de concilier l'un avec l'autre.

4. Voilà un point que les Bûveurs peuvent facilement remplir sur les lieux: le regime y sera très exact sans étre rebutant. Chacun au contraire s'efforcera de contribuer aux plaisirs. Les entretiens seront doux, variés, agreables. Les occupations divertissantes; promenades, jeux, concerts. Point d'heure inutile, tout y sera parfaitement bien rempli par cette varieté agreable qui prévient les ennuis.

5. Tout conspire à faire tréve aux soucis les plus noirs. Les tristes suites d'une union facheuse & mal assortie cessent pour un têms. Une langoureuse, & quelque fois trop contrainte jeunesse, trouve le secret de s'élargir, & de s'égayger à propos. L'homme de robbe soustrait au poids accablant d'un Cabinet aussi intrigué qu'importun, goute à long traits les douceurs d'une tranquilité parfaite.

6. Les aliments sont choisis, la quantité est reglée; les repas viennent aux heures les plus propres. Un soupé leger dispose au doux someil, qu'on ne s'avise pas d'interrompre par de veilles indiscrétes.

7. La riante & majestueuse Aurore trouve le corps leste, l'esprit libre & degagé ; l'un & l'autre très disposé à contempler les plus agreables productions de la nature.

8. Invité par des appâts si touchants, on abandonne le lit, & le someil : un doux mouvement, dont les effets se repandent incessamment, & toûjours d'une maniere uniforme, sur toutes les humeurs, transporte le corps vers la Fontaine.

9. L'esprit se repait des prospectives (*a*) les plus charmantes. Ici ce sont des vastes & riches campagnes ornées par tout differemment, dont les sensibles, mais naturelles & agreables nuances merveilleusement multipliées & variées offrent à l'esprit des idées toûjours nouvelles, agreables, amusantes. Là c'est un touffu bocage, ou les doux chants des oyseaux, diversifiés selon leurs especes, forment un gasouillement d'autant plus Harmonieux qu'il est naturel, & comme de concert avec ceux des campagnes voisines. Par-tout un agreable mélange des prairies, bois, vallons, collines, annoncent une habitation heureuse par sa situation, & fertilité. La vûë presque de toute part decouvre dans les lointains de plusieurs lieux les paisages les plus riants : en un mot c'est là ou tous les plaisirs champêtres se reunissent, pour ne rien laisser à desirer de tout ce qui peut divertir agreablement.

10. L'air dans ces endroits n'est ni borné ni reserré. Point d'exhalaison viciée, point d'humidité ennemie. C'est un air pur, libre & degagé. La respiration à cet égard y est complette.

11. Tout le monde peut sçavoir combien cette

(*a*) *Avantageuse situation de Marimont.*

fonction influe fur la fanté ;   puifque *refpirer c'eft vivre, expirer c'eft mourir* ; ce n'eft pas fans raifon qu'elle fut de tout têms envifagée comme aiant un rapport infini avec elle.

12. Voilà en gros ce qui n'eft ignoré de perfonne ; mais combien peu en detail reflechiffent autant qu'il importe, fur la qualité de l'air qu'ils habitent, ou des lieux fur lefquels ils fe tranfportent.

13. C'eft une caufe fourde qu'on ne connoit qu'en general ; mais comme fes effets ne font pas toûjours fort fenfibles fur le champ, ni d'ailleurs relatifs a cette feule & unique caufe, on les confond facilement : & c'eft prefque toûjours l'air qu'on s'avife d'accufer le dernier, fouvent trop tard.

14. On refpire continuellement & comme par habitude fans prefque s'en appercevoir. Les alimens au contraire, & les paffions font chofes qui frappent bien plus nos fens : c'eft pourquoi nous fommes fi difpofés d'attribuer tous les derangemens de la fanté au defaut de l'un ou de l'autre ; de le fuppofer même lorfqu'il ne fe trouve pas.

15. Il n'y a que les plus éclairés, qui ne donnent pas dans cette erreur, & qui reconnoiffent indubitablement, que comme l'air a beaucoup plus de pouvoir fur la vie, que les alimens, & que fon commerce continuel eft indifpenfable, il faut abfolument que fes defauts foient d'une confequence plus dangereufe.

16. S'il eft vrai, comme on n'en peut doûter, que les eaux du monde les plus falutaires deviennent inutiles ou dangereufes, lorfque la diéte eft mauvaife, combien plus fera-t-il vrai qu'un

air mal conditioné troublera les effets des eaux du monde le plus convenables.

17. Sera t-il après cela étonnant , si plusieurs de toute espece, & notamment ceux qui sont travaillés de la poitrine se trouvent mal de certaines eaux , ou s'ils n'en ressentent point tous les effets , qu'ils sembloient pouvoir se promettre. On ne sçait au plus souvent à qui s'en prendre: On accuse les eaux mal à propos. On les decrie sans raison. Disgrace au reste que n'encoureront jamais celles de Marimont ; puisque pas seulement les lieux , mais toutes les approches en sont libres, degagées, saines, riantes, agreables.

CHAPITRE XIX.
Qui contient plusieures Declarations authentiques & sincéres des bons effets que les eaux de Marimont ont produits en differens têms.

1. **I**L est constant qu'en matiere de remedes, les preuves les plus convaincantes , sont celles qui sont tirées de l'Experience : cettte Souveraine Maitresse,qu'aucune Puissance ne peut assujettir,marche toujours d'un pas assuré , sans que tous les raisonnemens du monde soient capables de lui donner la moindre atteinte ; au lieu qu'au contraire toutes les personnes sensées , pour ne point donner dans l'erreur , sont obligées de suivre par-tout ses traces. Tous ceux qui prennent une autre route se devoient , & font devoier leurs sectateurs : ce sont des aveugles qui en conduisent d'autres dans les profondes tenebres de la nature, que le seul flambeau de l'experience peut éclairer. Voilà ce qui fait qu'en Medecine & en Physique la façon de penser est si variée, quoique l'experience soit toûjours la même.

2. Depuis tant de siecles qu'on s'est livré aux recherches curieuses ou importantes au genre humain ; quelle effroiable multiplicité de Siftêmes n'a-t-on pas vu fe repandre parmis les gens lettrées ! Ce font comme autant de modes nouvelles qui changent felon les caprices de ceux qui les inventent, felon les nations, felon les têms. Mais, remarquez bien, que non obftant cette prodigieufe varieté dans la façon de penfer & de s'expliquer, l'Experience inébranlable eft toûjours reftée la même.

3. Cette feule confideration fuffit pour donner la preference à la Phyfique *Experimentale* fur la *Raifonnée*. Elle a banit de notre profeffion tous les Siftemes. Les Academies célébres ne connoiffent plus qu'une façon de penfer & de raifonner, qui eft infaillible ; fçavoir celle qui eft deduite de l'experience, ou conforme aux loix les plus inconteftables du mechanifme du corps & de fes organes.

4. C'eft fur un pareil fondement que pofe tout le fort de cette differtation. C'eft d'une chaine d'experiences immanquables, que nous avons prouvé & demontré tous les principes qui compofent les eaux de Marimont. (*a*) C'eft par des pareilles preuves que nous avons exclus tout ce qu'on pouvoit inventer de nuifible (*b*) c'eft fur des obfervations conftantes depuis plufieurs fiecles (*c*) que nous avons établi leurs vertus. Que manque-t-il à cette methode ? Rien que ce foit pour les perfonnes éclairées. A la verité gens du commun

(*a*) *Voiez Chap. IV. pag.* 27.
(*b*) *Voiez Chap. VI. pag.* 47.
(*c*) *Voiez Chap. X. pag.* 86.

veuillent des preuves d'un autre efpece; accoûtu-
més à ne juger que par les témoignages groffiers des
fens, ils fe rendent, même affez fouvent, aux apparences & prennent l'ombre pour le corps. Voici des preuves à la portée de tout le monde, &
d'autant plus convaincantes qu'elles font atteftées,
par des perfonnes qui font encore en vie, dent
plufieurs font refpeêtables par leur naiffance;
d'autres par leur dignité, & aucune qu'on puiffe
fufpeêter d'avoir autre interêt à la reputation
des eaux de Marimont, que celui du bien public.

NOus Dame Marie Charlotte de Franeau,
Dame du Fayt, &c. certifions à tous ceux
qu'il appartiendra d'avoir été incommodée pendant huit à dix ans, nous trouvant totalement
fans appetit, accablée de glaires, & ne pouvant
rien foûtenir fur l'eftomac, aiant même été obli-
gée de nous foutenir quelque fois avec la poudre
d'or; fur quoi aiant effayé les eaux minerales de
Marimont, par confeil des Medecins, nous nous
en fommes trouvée très foulagée, ce que nous
continuons, depuis quelques années, avec un tel
fuccès, qu'elles nous ont rendu tout-à-fait la fanté
& l'appetit. En foi de quoi nous avons figné
cette & y appofé le cachet de nos Armes. Au
Château de l'Efcailles ce huit Novembre 1740.

C. FRANEAU DE GONGNIES.

Cette Dame née *Comteffe de Franeau*, aêtuelle-
lement refidente au *Château de l'Efcailles* diftant
trois quart de lieue de Marimont, m'a fait l'hon-

neur de me consulter il y a quelques années sur son incommodité & l'usage qu'elle faisoit de ces eaux: m'engagea même à les examiner : ce que je fis pour lors assez legerement, n'étant point à portée des choses necessaires pour toutes les épreuves; aiant cependant reconnu les indices du Mars, j'osai les lui conseiller, appuié principalement sur l'heureux succès qu'elle en avoit deja ressenti les années precedentes. Elle m'a fait la grace de me dire depuis peu (*a*) à sa table, que c'étoit à ces eaux qu'elle étoit redevable de l'appetit que je lui voiois, aucun remede n'aiant pu produire cet effet.

L E T T R E
De Monsieur le Comte de Traisignies au Sr. Delval Medecin.

Nivelles le 26. Decembre 1740.

M O N S I E U R,

AU retour d'un voiage que j'ai fais dans le pais de liege, j'ai trouvé celle que vous m'avez fait la grace de m'écrire, pour que je vous donnasse connoissance des effets que les eaux minerales de Marimont m'ont fait.

En premier lieu, il est qu'étant à Aix la Chapelle passé quelques années, Monsieur Oliva, Medecin au dit lieu, m'a fort conseillé de les prendre, & depuis les Srs Medecins Triquet le pere, Gain, Petit, & Triquet le fils, ont été du même sentiment, & aujourd'hui le Sr Triquot Medecin en cette Ville les ordonne à la plus part de ses malades.

Je vous dirai donc Monsieur que j'ai pris ces eaux pour des grands vertiges, lenteur du cœur,

____

(*a*) *A mon dernier voiage de Marimont Avril* 1741.

flegment, ventofité, qui ne pouvoit paffer par le bas, obftructions & maux de Reins & Hemorrhoïdes.

Elles m'ont toûjours paffé par les felles dont j'en auroit eû 13. à 14. par jour; le lendemain cela diminuoit, & elles ont auffi paffé parfaitement par les urines, qui étoient baucoup plus cuittes qu'en buvant du vin ou de la biere, j'ai laiffé aux environ un dez de gravier chaque jour.

Quant à la tranfpiration, je me trouvois quelque fois tout en eau, le plus fouvent la nuit, je dormois, mangeois & beuvois beaucoup mieux qu'avant les prendre : j'avois un doux fomeil, auffi je me donnois beaucoup de mouvement à fin de les faire defcendre.

J'en prenois par jour une bouteille de pot & continuois l'efpace de 20. jours.

Je n'ai jamais reffenti d'affoupiffement, ni laffitude, ni colique; mais j'avois le cœur petit.

Je reffentois toutes ces incommodités, avant de les prendre : c'eft pour cela que je les ai prifes & je m'en fuis parfaitement bien trouvé.

Elles reftoient un heure avant de faire leur effet, & puis elles paffoient tout le refte du jour: une heure après les avoir prifes, je prenois un verre de double anis, je les ai prifes deux ans de fuitte à Nivelles, les aiant envoyé chercher par un de mes domeftiques, qui m'en rapportoit 18. à 20. bouteilles :

Au regard du gout, la derniere étoit auffi bonne que la premiere, fur-tout il les faut bien boucher: je n'ai pas trouvé de different gout, à celle que j'ai fais chercher étant au chateau de Trafegnies non plus qu'a celles que j'ai prifes à Nivelles, ce qui me fait croire que le tranfport ne leur fait pas perdre leur gout, ni leur vertu : il est bon de les puiser à la fontaine quand il fait un beau soleil & un beau serain. Pardonné Monsieur si je ne m'explique pas selon les regles de la medecine si bien que je le souhaiterois, je vous dis cependant tout ce que j'en sçai pour satisfaire à votre demande & vous prie de croire que je suis parfaitement

Monsieur,

Votre très humble & obeissant serviteur
Comte E. DE TRAGEGNIES.

DECLARATION
Qui prouve l'Ancienneté.

JE soussigné Conseiller de S. M. en ses Conseils suprême & d'Etat, Surintendant & Directeur General de Tournai & Tournesis, étant requis de donner ma Declaration de ce que je puis sçavoir des effets que font les eaux de la Fontaine de Marimont en Haynau; & ne voulant pas refuser de satisfaire à cette requisition, je certifie qu'il y a quarante ans ou environs que j'ai entendu le Sieur Loucher premier Medecin de Mons où je residois alors, attribuer des grandes vertus auxdites eaux, que dans ce même têms le Sieur Biseau Conseiller Receveur General des Aides de S. M. en la dite Province, attaqué d'une indisposition habituelle & assez inveterée, étoit allé les prendre par le Conseil dudit Medecin, & qu'après y avoir resté quelques semaines, il m'avoit dit qu'elles lui avoient fait beaucoup de bien : en foi de quoi j'ai signé cette & y apposé mon Cachet à Tournai ce 27. Fevrier 1741.

LE COMTE DE CUVELIER.

LET-

LETTERE

Du Pasteur de la Chapelle au Sr. Delval Medecin.

J'ai reçu hier l'honeur de la votre en date du 12. du courant & j'ay celui d'y repondre , pour vous dire qu'a mon avis les eaux de Marimont sont aussi bonnes que celle de spa pour la gravelle, pour quelle incomodité je les ay prises 2. ou 3. ans. Passé cinq à **six** ans j'avois une douleur insuportable *in femore sinistro* ; ne pouvant uriner : & cela me continuoit 5. à six heures : à la bonne saison je fut consulter Mr. Lucq le pere Medecin à Binche, qui me conseillat de prendre les eaux : ce que j'ai fait plusieurs année du depuis, qui m'ont beaucoup soulagé, & n'ai plus sentis aucune douleur *in dicto femore* du depuis , mais bien m'est resté une espece de strangurie, qui n'est pas l'ombre de la douleur que je ressentois avant de boir les eaux de Marimont : comme vous sçavez mieux que moy Mr. ces sortes de maladies ne guerissent guéres radicalement. Si vous souhaité de sçavoir pour quelle incomodité elles sont encore bonnes , les Religieuses de l'Olives , les ont prises plusieurs années, vous pourez facilement le sçavoir : quant à moy j'ai pris celles de spa sur les lieux comme celle de Marimont, & je trouve le même gout & l'une & l'autre m'ont donné un bon apetit, & je croy fermement qu'elles ont la même vertu. Passé 7. à 8. ans j'étoit à Namur chez Mr. de Neve Medecin du Roi, il m'a dit qu'il avoit analisez les eaux de Marimont de la part de S. A. le Duc de Baviere, pendant qu'il étoit Gouverneur des Païs-bas , & qu'il les avoit trouvé deux grains plus legeres que celle de Spa (si on veut bien ajoûter foi à mon écriture) voilà Mr. ce que je peut vous marquer touchant les

M

eaux de Marimont ; je souhaite ardemment qu'on
reussisse dans la bonne entreprise pour la satisfaction
des riches , & soulagement des pauvres : je suis
charmé Mr. d'avoir cette occasion pour vous té-
moigner avec combien d'estime j'ai l'honneur d'être
en toute sincerité,

MONSIEUR,

> Vôtre très-humble & obéissant
> Serviteur F. C. Comblein,
> Pasteur de la Chapelle les
> Herlaymont.

Le 15. Octobre 1740.

LA soussignée certifie qu'il est de son sçû & pleine connoissance qu'il y a environ quarante cinq
ans que le Sr. Maître *André Duquesne* son oncle, Curé
du Village de Gyvry en Hayneaut , auroit été long-
têms & opiniatrement attaqué d'un ulcere coulant
à la jambe en consequence d'une blessure qu'il y
avoit reçû.

Qu'en outre ledit Sr. *Duquesne* auroit été dans le
même têms tourmenté d'une alteration insatiable,
à laquelle personne ne fut en état d'apporter aucun
remede soulageant, non plus que pour tirer son ulcere, qui donnoit une sorte de source, par l'abondance de son écoulement chez cette personne, qui
d'ailleurs étoit d'une corpulence extraordinaire.

Qu'enfin aiant épuisé l'industrie & la science des
Medecins & Chirurgiens des environs, sans pouvoir
en obtenir aucun secours, il fut conseillé de faire
usage des eaux minerales dites d'*Espa* près de Marimont, & l'aiant consuivi pendant quelques jours, il
se trouva entièrement guerit de son alteration into-
lerable & de son ulcére ; & jouit par la suite d'une
santé parfaite : en foi de quoi j'ai le present Acte

de verité donné & figné à Mons le 10. Mars 1741.
avec offre de le ratifier au befoin

MARIE ADRIENNE DU BOIS,
femme de Maharenne , Marchand à
Mons.

Memoire de ceux qui ont pris les eaux minerales de
Marimont donné par le Sr. Fontaine.

1. LE Sr. *Jean Samain* , Chapelain Roial de
Marimont , étant incommodé d'une foibleffe d'eftomac a pris lefdittes eaux & s'en eft parfaitement bien gueri.

2. Dame *Anne Joseph Ducocus* , Religieufe à
l'Abbaie de l'Olive a auffi prit lefdittes eaux à caufe
d'une grande chaleur , jugée par les Medecins , que
le foie étoit clochetté , un degout de manger avec
une alteration , un peu de fievre tirant en langueur :
laquelle a été en dernier lieu prês du S. Trico Medecin de Nivelle , qui n'avoit pas grand efpoir de
fa guerifon ; cependant lui a ordonné les eaux de
Spa même , laquelle Dame a repliqué qu'il y avoit
des eaux à Marimont , que le peuple appelloit eaux
de Spa dont elle a fait ufage 21. jours après le confeil du Medecin elle s'eft trouvée entierement guerie
de tout.

3. Dame *Leopolde Moutier* , Religieufe à la même Abbaie , étant fort incommodée de la voix , des
boutons au vifage , la Dame aiant prit lefdites eaux
s'eft trouvée entierement foulagée.

4. Monfieur *Bifeau d'Autville*, demeurant à Mons,
étant accidenté de la Gravelle , a pris lefdittes eaux
s'eft trouvé entierement gueri.

5. *Martin Caftelain* , demeurant au Village de la
Haift , étant incommodé de la Diffenterie, les a
prifes deux fois , dont il fut parfaitement gueri.

6. Dom *Angustin Dubois*, Religieux de l'Abbaie de Maroile se trouvant extrémement incommodé de l'estomac, même dans une langueur qu'il ne pouvoit plus faire ses fonctions, a prit sesdites eaux par ordre du Medecin, & fut entierement gueri.

7. *Marguerite Binue*, demeurant à la Hest, se trouvant indisposée après une facheuse couche aiant aussi une dissentrie, les a prises & s'est trouvée guerie.

8. Madame *Proper*, demeurant à Marcienne au Pont, se trouvant incommodée d'une indigestion, a pris lesdites eaux sur le lieu comme les susmentionnés, s'est trouvée pareillement guerie.

9. Une personne du sexe ne pouvant avoir ses regles, aiant prit les eaux, fut guerie.

LE soubsigné *Martin Joseph van Boterdael* Bailli General, & Reçeveur des Terres, & Seigneuries du Venerable Chapitre de S. Pierre à Leuze, sous la Chasteleine d'Ath en la Province d'Hainau declare, & certifie à tous ceux qu'il appertiendra, que pendant l'espace de trente ans & plus, qu'il reside en la Ville du dit Leuze, il à été obligé à cause de ses frequentes incommoditez, tant de Gravélle, retention d'urine, que maux de reins, obstructions &c. de recourir, & en tirer du secours des eaux minerales, & des bains, qu'aiant pour ce suject fait plusieurs voyages à Spa, Aix la Chapelle, Chaufontaine, Tongre Lez Mastrecht, S. Amand &c. & y employé les saisons de plusieurés années, observant les regles préscrites par les Medecins des dits lieux, il à effectivement trouvé du soulagement, & guérison, & acqui certaine connoissance, & experience des eaux minerales par le frequent usage, qu'il en fait, que la reputation des eaux minerales de Marimont

lui ont fouvent excité le defir de s'y tranfporter, mais
qu'il en a été detourné par fes longues, & penibles
occupations, que fe fentant en l'année 1736. de plus
encommodé de maux de reins, & de grandes obftructions, il s'eft rendu au dit Marimont pour connoitre fes eaux, & dans l'intention d'en ufer; qu'étant
fur le lieu à la fource avec nombre de fes amis aux fe-
ftes de la Pentecôte de la même année, il a gouté les
dites eaux, & les a trouvé tellement femblables à
celles de Spa, que pour lors il n'a fceû faire la difference; mais comme la faifon ne lui parut pas affés
favorable pour y faire long fejour, il s'eft avifé d'en
faire remplir quantité de boûteilles, & qu'il les
fit tranfporter en la Ville d'Ath, ou il en a fait
(le têms étant venu plus couvenable) tel ufage,
qu'il s'eft trouvé, & fentit fi confiderablement fou-
lagé, que dans une efpece de tranfport de joie, & fatisfaction de fon foulagement, il fit connoitre dans
les converfations, qu'il eu de têms en têms avec fes
amis, & particulierement avec le Sieur *Delval* Medecin, Penfionair du dit Leuze, combien il jugoit
à propos, que quelque perfonne de confideration auroit entrepris de faire éclater l'utiltié, & neceffité,
qu'il y avoit de retablir des eaux fi falutaires pour le
bien, & foulagement du Public, que pour en
même têms conferver en cette Province d'Hainau
un metal, qu'on prodigue par de mauvaix & dangereux chemins dans de Pays étrangers, beaucoup
moins commodes, & moins agreables, que le quar-
tier de Marimont, au voifinage de la Ville, & Pre-
voté de Binche, ou la nature, & l'art ont étalez
leurs beautés, & leurs charmes. En foy de quoi a
figné cette, & y appofé fon cachet en la ditte ville
de Leuze ce 27. de Fevrier 1741.

M. J. VAN BOTERDAEL.

MONSIEUR,

POur satisfaire à la proposition que vous m'avez fait le 11. du courant, en presence de Monsieur *Manderlier*, touchant les eaux minerales de Marimont, dont vous avé fait l'analise, j'ai l'honneur de vous dire que l'excellence de leurs effets & si digne d'attention qu'elles n'auroient point dû être oubliée. Jusqu'aujourd'hui, puisque par plusieurs cas de maladies qui ont passé sous la pratique d'*Antoinne Lucq* mon Pere, Medecin pensionaire de cette ville de Binche depuis 60. ans & plus, & moi depuis 30., nous en aurions vû leur reüssite particulierement dans ceux qui ont été attaquez d'affection Hypocondriaque, sang Scorbutique, Erisipele, Calcul, Gravelle, Dissurie, Strangurie, Icteritie noire, Passions Histeriques, & plusieurs autres incommodités comme vous remarqueré par les personnes citées cy après.

Le Sieur *Dubois*, natif de Reims en Champagne, Capitaine au service de Sa Majesté très-Chrêtienne par un rencontre qu'il auroit eu, fut obligé de se retirer en Allemagne & en Suede; ou il servit pendant le Siege de Friderickstad, ou tant à cause du grand froid qu'il a souffert, que pour être dans un climat distinct a son naturel il souffrit une viciation dans son sang qui l'engagea de se rendre dans son lieu natal. Passant par Avesne, il fût conseilliez par *Charles Lucq* mon frere de venir à Binche nous consulter, après avoir meurement consideré sa maladie, nous avons remarqué qu'il avoit les muscles femoraux chargé de tâches noires de la largeur d'un écus de même que dans plusieurs autres endroits de son corps avec les gencives corrodées, lesquels Symptômes nous firent juger qu'il étoit attaqué du Scorbut, pour laquelle incommodité nous lui avons ordonné l'usage desdites eaux pendant trois semaines, & en vin d'acier pendant huit jours; ensuite de quoi, il recouvra sa premiere santé.

Madame Proper fille à Monsieur *Bisquin*, se trouvant attaquée d'une passion Histerique avec une retention de ses fleurs, étant fille, fit le même ûsage pendant trois ou quatre ans dans les saisons propres, & se libera par ce moien de tous ses fâcheux accidents. Aiant depuis été mariée deux ou trois ans sans avoir d'enfans, eut encore recours à l'usage desdits eaux à nôtre persuasion, lesquelles lui procurerent une reussite dans les fruits du Mariage par une posterité de cinq à six enfans.

Monsieur *Petit*, très-digne & Reverend Abbé de Bonnesperance, atteint d'une Erisipele au visage plusieurs fois pendant chaque année, causée par un sel austere qui étoit dans son sang, après avoir fait l'usage desdites eaux, a été gueri & se trouve guaranti d'une recidif par la continuation de l'usage d'icelles.

Don *Augustin Dubois*, Religieux de Maroille aiant eu une affection Hypocondriaque fit le même usage & fut entierement gueri.

Plusieurs Religieuses de l'Abbaie de l'Olive qui ont fait l'usage desdites eaux, ont trouvé grand soulagement, & guerison dans pareilles incommodités.

Le Sieur *Jean Baptist Dupond*, premier juré de nôtre Ville attaqué de la Gravelle, après avoir pris lesdites eaux a laissé plusieurs calculs & sable par les urines en 1711. de même que la Damoiselle son Epouse qui en a aussi fait l'usage l'année passée encore avec lui.

M 4

Monsieur..... Religieux de Floref, Prieur à la Prieuré d'Herlemont attaqué d'une dissurie, & strangurie, ressent les mêmes avantages par l'usage desdites eaux.

Mademoiselle *Henry*, épouse du Sieur *Raucroix*, Greffier de la Prevôté de Binche se trouvant attaquée d'un Icterisie a noire ressenti le même soulagement par ledite usage.

Plusieurs Religieux Recollets & Recollectinnes de ce lieu, comme toutes autres personnes dont la memoire nous refuse le souvenir, ont pareillement été gueries de leurs incommodités.

Monsieur ✱✱✱✱ Capitaine en France, étant Scorbutique après avoir pris lesdites eaux, fut soulagé, de même que Monsieur *Cacô*, demeurant à Avesne, attaqué d'une Colique nephretique. Une jeune Demoiselle de Maubeuge, vomissant du sang frequemment, fut soulagée par l'usage desdites eaux, ensuite d'ordonnance de mondit frere *Charles Lucq*, à present Medecin Pensionaire de la Ville de Maubeuge.

C'est avec raison Monsieur, que vôtre grand zele pour le bien public s'incline à faire renaitre le merite de ces eaux, qui n'ont été que trop connues du têms de leurs Altesses Serinissimes l'Archiduc Albert & Isabelle, & autres Souverains de Glorieuse Memoire, lesquels en aiant fait usage les ont regardées si necessaires à la posterité qu'ils les ont fait garnire des cercles de pierres bleues, pour mieux conserver leurs belles & bonnes qualités. Et comme il peut être Monsieur que dans l'Impregnation desdits eaux, il pourroit y avoir quelque principe distinct à ceux dont nous avons fait l'usage, que vous auriez pû decouvrir par vôtre grande science & operation que vous vené de faire, j'espere que vous voudré bien me faire la grace de m'envoïer un volume de vôtre Differtation , pour m'en fervir à l'occafion avec plus d'affeurance , j'ofe prendre la liberté, Monfieur, d'affeurer de mes très-humbles refpeɑ̂ts , tous les Meffieurs de vôtre honorable Corps , particulierement Monfieur Narez , & de vous fupplier d'être convaincu que j'ai l'honneur d'être avec un refpeɑ̂t très-profond,

MONSIER,

Vôtre très-humble & très-obéïf
fant Serviteur A LUCQ.

Binch le 21. d'Avril 1741.

MONSIEUR,

ETant obligé de fejourner à Bruxelle , pour affaires qui me regardent en propre , j'ai crû ne pouvoir mieu employer mes loifirs de retenue , qu'a vous faire un raport , de ma façon de penfer fur les effêts des eaux minerales de Marimont & vous joindre les temoignages , que j'eus l'honneur de vous promettr₂, lors que je fut pour ce fujet à Louvain.

Je vous dirai donc Monfieur , qu'etant originaire des environs de cette Fontaine , j'ai beaucoup oui parler de fes rares vertus , & ce par une tradition rurale des anciens des villages avoifinants , mais fpecialement de mon Ayeul , & de mon Pere , qui vecurent un fiecle & demi , s'en fervirent dans plufieurs incommoditez & furent temoins oculaires , à une infinité des perfonnes , qui en firent ufage avec fuccés.

Ce fut par cette même tradition , que je m'entendit bien de fois repêter , que L'INFANTE Ifabelle en avoit fait grand cas , & que l'Eeɑ̂teur de Baviere , y avoit fi grande confiance , que d'après

son depart, il en avoit fait chercher par mule-
tées.

Les vestiges du bassin de pierres de taille, ex-
tants encore au coins du parcq, ou ces eaux pré-
cieuses avoient alors leur debouchée, sont d'autres
gerants, qui nòtent la haute estime, dans laquelle
elles furent autrefois.

Je ne fu pas plûtôt initié, dans l'étude de la
Medicine, que je cherchai à m'instruire de leurs
qualitez & proprietez; Mr. Triquet (*a*) pere me
satisfit beaucoup, & les mit en proportion de principes, & en égalité de vertus avec les veritables
eaux de Spa.

Je passai à la source dans le mois de May 1723.
que je flairai & goutai, & puis ayant examinez
les pierres des caneaux de són écoulement, j'en fit
prendre dans des bouteilles, pour la passer sur la
poudre de noix de galle, & en faire quelqu'autre
experience de ma façon, au moyen desquelles, je
ne laissay pas de reconnoitre leur qualité ferrugineuse dominante, & la realité de ce que Mr. Triquet m'en avoit proné.

D'aprés ces connoissances, & le raport des experiences de ce Medecin, j'y addressai plusieurs
personnes, qui les burent avec un succés étonnant
specialement dans les cas, ou le *Mars* doit être
employé, & pour les maladies opiniâtres, & elu-
soires de toutes autres remedes.

J'ai l'honneur de vous joindre ci-enclos, les té-
moigniages que j'eu celui de vous promettre à Louvain : vous pourez faire tel usage que vous trouverez
bon de la lettre de Mr le Comte de Traisignies, j'en

____

(*a*) *l'Imprimeur de la Dissertation de Monsieur Re-*
ga a mis Briquet au lieu de Triquet.

ai obtenus fa permiffion ; quoi qu'il en foit, j'ai prié
Mr *Irico*, paffant par Nivelle, de parler à ce Seigneur & de mettre fon témoigniage en regle, mais
comme il eft cacheté à vôtre addreffe je ne fçais, s'il
fera dans fa lettre, vous en ferez le juge.

Outres les témoigniage que vous trouverez ici,
j'ai écris à un de mes Oncles, Chanoine de la Me-
tropole de Cambray, agé de 83. ans, né à la Heftre
près de ce Château, ou il demeura quelque téms,
étanr encore nouvellement fait Prêtre, je vous ad-
joins un extraict de fa reponce.

Monfieur & Neveu.

.... "Il y en à bien d'autre que moi qui pou-
"roient repondre de la vertu des eaux minerales dit-
"te *Defpa* à un traict de carabinne du Château de
"Marimont, qui étoient de mon jeune têms, entou-
"rées de planches, proche le foroir des bufes, &
"laiffoient comme une efpece d'or fur les pierres &
"endroits ou elles paffoient, & qu'on difoit fort uti-
"les à la fanté. „

J'ai vû la Gouvernante avec les Dames Efpagnio-
les, qui venoient tous les ans dans la belle faifon &
prenoient lefdites eaux pendant leur fejour.

"Son Alteffe de Baviere, étant Gouverneur des
"Pays-Bas, & demeuroit audit Château de Mari-
"mont fit racommoder laditte Fontaine, qui avoit
"été negligée par les guerres d'environ 40. ans qui
"regnerent dans le pais.

"Du têms de fon Alteffe plufieurs alloient pren-
"dre lefdites eaux, je fu auffi les prendre avec
"trois Religieufes qui demeuroient en l'Abbaie de
"l'Olive & elles m'opererent des effets merveil-
"lieux.... ces filles en furent auffi fort contentes &
"furent d'après dans une très bonne difpofition.

Autre.

"Depuis environ 45. ans que je suis sorti du païs
"je n'en peux plus rien dire, mais comme on ma fait
"connoitre, qu'on a confiance dans celle qui est à
"l'autre côté du (*a*) chemin, dans le jardin de Mr
"*Hossart*, on disoit de mon têms, quelle étoit la
"meillieure, voila ce que je peut certifier de ma con-
"noissance........ fait à Cambray le 11. de Mars
"1741. étoit signé M. *Delval* 1741.

*Je vous insers aussi une Copie d'une Lettre que Madame
l'Abbesse de l'Olive m'ecrivit à ce sujét.*

à l'Olive l. 2. Novemb. 1740.

MONSIEUR

"A mon retour d'un voyage, j'ai trouvé vôtre chere
"Lettre, qui m'a fait plaisir d'apprendre vô-
"tre santé parfaite, & par laquelle vous me parlez
"de l'usage des eaux *Despa* minerales de Marimont,
"je vous dirai qu'on les croit très bonnes pour la
"gravelle & retention d'urine, quelqu'unes de nos
"Dames en ont fait usage pour des meaux d'esto-
"mac, lesquelles s'en sont bien trouvées; quand à
"la reputation il y a long-têms quelles sonts en usa-
"ge, mais pour un certain têms on en a plus parlez,
"& depuis qu'on en a fait l'analise, on reveille leur
"reputation,

"Ayant tout examinez, je ne trouve que Mon-
"sieur *Lucq* Medecin, capable de vous en eclaircir
"particulierement, si je puis vous être util à quel-
"que autre chose, disposez de celle qui a l'hon-
"neur d'être avec estime Mr. &c. etoit signé T.
"M. Brasseur Abbesse de l'Oliue.,,

"J'oblioit de vous dire qu'on a transporté ces
"eaux à Nivelles, & quelques ont fait de très
(*a*) *C'est celle-là que nous avons Analysée.*

"bons effects aux perfonnes qui les ont prifes par
"l'ordonnance de Mr. Trico. „

Le premier temoigniage datté de bien loin, &
joint à la miffive de Madame de l'Olive, on y remarque une conftance de confiance à des faits qui
diffiperons la terreur non fondée, qui fe gliffe dans
le monde d'être aux premieres epreuves de ces eaux.

Celui de Mr. le Comte de Cuvelier, qui nous
marque la haute eftime de la quelle Mr. Loucher
Medecin de S. A. De Baviere les a honorées me fait
d'autant plus de plaifir, qu'il paroit impofer fi-
lance à certains (jaloux fans doute) qui femblent
vouloir les fifler, & s'ériger contre leur fortune.
Le Refpêct qu'on doit à la memoire de ce grand
Medecin, qui de fon temps étoit la gloire & l'ornement de ce Païs, doit les renvoyer chargés de leur
propre confufion.

Je vous joins auffi les temoigniages de Mr. Van
Boeterdale & de marie Adrienne Du Bois, dont la
lecture vous inftruira des faits y repris.

Vous me pardonnerez, j'efpere, Monfieur, fi
j'ofe vous interrompre fi long temps, & vous en-
nuyer par la lecture d'une fi longue lettre, & la re-
petition des chofes qui fonts très prefentes à vos
profondes connaiffances; ce n'eft cependant qu'en
vue de feconder le zéle que vous m'avez temoigné
pour le bien publique dans la mife en lumieres des
qualitez & vertus de ces eaux : je ne cefferay en
toutes occafion, de vous donner des preuves con-
vainquantes des fentimens très refpectueux dans
lefquels j'ai l'honneur d'être

MONSIEUR

Vôtre très humble & très obeiffant ferviteur
Delval Medicin Penfionaire à Leuze.

*Observations touchant les eaux de Marimont , faites
par Monsieur Irico trés-celebre Medecin à Nivelles.*

J'Ai fait continuer à prendre les eaux de Marimont , après celles de Spa . à ma femme, & à
mon frere : ils disent qu'elles ne leurs pesoient pas,
comme celles de Spa , & qu'ils ne devoient pas se
donner tant de mouvemens , pour les faire passer; &
qu'ils n'étoient pas si fort constipés. Pour les autres
effets , ils n'en sçauroient faire la distinction , & ils
s'en sont trouvé parfaitement bien l'un & l'autre,
& ont recuperé une santé beaucoup meilleure.

Je les ai fais prendre à une Dame Chanoinesse, qui
avoit pris plusieurs fois celles de Spa , qui étoit dans
une grande langueur, occasionnée par une affliction,
qu'elle avoit prit trop à cœur, pour la morte d'une
sœur, avec une perte entiere de l'appetit, grande
foiblesse, & autres Symptomes, suite ordinaire de
l'affliction, &c. d'un temperamment sanguin, &
disposé au Rheumatisme scorbutique, &c. Les eaux
de Spa lui avoient toûjours fait du bien, mais elle
dit qu'elle s'est beaucoup mieux trouvée de celles de
Marimont. L'appetit lui est revenu d'abord, les
forces ont suivi pareillement, & cette tristesse qu'elle ne pouvoit pas vaincre, s'est dissipée aussi-tôt, &
elle est si contente de l'épreuve qu'elle en a fait,
qu'elle ne sçait assés le vanter , &c.

Je les ai fais prendre à une Dame fort âgée, d'un
temperamment Scorbutique ; qui a une obstruction
au foye, qui lui donne de têms en têms des mouvemens Spasmodiques, qui s'étendent à l'estomac, lui
donnent des vomissemens, douleurs dans le ventre
très-aigues , qui lui font regorger la bile dans le
sang, & lui donne couleur très-jaune , avec perte
de force , d'appetit, &c. elle les a pris pendant huit

jours, pendant lefquels elle ne s'eſt jamais mieux porté, avec bon appetit, grande gayeté, retabliſ-fement des forces, & ne fentoit plus aucune douleur. Mais au bout de huit à dix jours elle s'eſt attiré un catharre; qui l'a empêché de les continuer, elle eſt extrêmement fachée de s'être attiré ce catharre, fans quoi elle eſt dans la confiance, qu'elle eut re-cuperé fa premiere fanté, &c.

Je les ai fais prendre à une fille agée d'environ 50. ans, fujette aux hemorroides, qui fe plaignoit d'une grande pefanteur dans le ventre, au bout de quelques jours les Hemorroides fe font gonflées, & par le moyen des pillules aperitives elles ont purgée; les eaux ont fort bien paſſé, lui ont donné grand appetit, & lui ont fait paſſer toute pefan-teur, & fe trouve actuellement parfaitement bien.

Je le ai fais prendre à une autre fille du même age, fujette à une Hœmoptifie, depuis la perte de fes regles, accompagné d'une grande foibleſſe, perte d'appetit, de fommeil &c. qui lui ont rendu d'abord l'appetit, & les forces, liberté de poi-trine; le fommeil &c. & fe trouve depuis lors d'une fanté parfaite.

Je les ai fais prendre à plufieurs autres perfon-nes pour derangement d'eſtomach, perte d'appetit, fujettes aux glaires, aigreurs, indigeſtion &c. qui tous m'ont raporter, qu'ils s'en eſtoient fort bien trouvés, & tous avoit gaignés un grand appetit, & l'eſtomach beaucoup plus fort &c. & je n'en ai pas vû un, à qui elles n'ayent paſſé fort librement & l'on ne fe plaind pas de l'incommodité de la conſtipation fi fortement qu'avec les eaux de fpa.

Plufieurs perfonnes m'ont dit que fe trouvant à Marimont elle avoient eut la curiofité d'en boire plusieurs verre, & quelles avoient été à la selle considerablement. Ce que j'attribue à ce quelles avoient des humeurs dans l'estomach, qui les ont occasioné : mais quelles s'estoient si bien trouvé apres ces purgations, quelles regrettent de n'être pas plus à portée, pour se purger de cette façon.

Je n'ai pu faire des observations plus pertinentes à cause que la saison estoit fort avancée, & que l'air est devenu fort froid, ce qui a empeché plusieurs personnes de les continuer, & même de les prendre : d'ailleurs que beaucoup d'autres, à qui je les conseillois n'y ont pas eut assés de confiance, craignans que ce ne fut une espreuve, que j'en voulois faire. Mais je puis protester, & assurer avec toute la sincerité, & probité possibles, que pas un, qui les ait prit s'en soit trouvé incomodé, quoyque plusieurs ne les ait prit que peu de jours ; & que tous ont sentit une faim extraordinaire pour un jour ou deux, qu'ils en avoient prit, & suis pret de ratifier cette declaration, par celle des persones même ; qui les ont prit, toute & quante fois j'en serai requis &c.

LETTRE
Du Sr. *Trico* Medecin à *Nivelle* : à *l'Autheur.*
MONSIEUR

Je viens d'apprendre que votre dissertation touchant les eaux de Marimont, est sous la presse. J'avois esperé de trouver quelques observations pour vous les communiquer. Mais je n'ai rien decouvert assés suivit, pour vous étre envoié : hors celle de Mr. le Comte *De Trazegnies*, de l'Illust. Famille des Marquis &c. qui m'a declaré ce qui suit.

Que s'estant rendu à Aix la Chapelle pour prendre

dre

dre les Baings pour un engourdiffement de la moit-
tié du corps ; le Sr. *Oliva* ancien Medecin à Aix,
lui confeilla les eaux Minerales de Marimont, difant qu'il en avoit affés de connoiffance pour les lui
ordonner (ce qui prouve qu'anciennement elles doivent avoir eut de la vogue ; puifque les Medecins
d'Aix les connoiffoient) qu'a fon retour en ayant
confulté les Medecins Tricquets, & Petits, qui ont
pratique l'un & l'autre pendant 50. ans la medicin-
ne ; approuverent lefdittes eaux ; & leurs donnerent
mille louanges, difant que celles de Spa , qui étoient
fi vantées , ne vailloient pas les nôtres ; que l'erreur commune faifoit que l'on eftimoit plu-tôt ce,
qui eft effoigné, que ce qui l'on a chez foy &c.
Que les incommodités pour les quelles on lui avoit
confeillé ces eaux eftoient les fymptome du mal
Hypochondriaque, dont-il eft fort vexé, quoyque d'une corpulence extraordinaire. Qu'il les
avoit prit pendant trois femaines deux années de
fuitte ; au les premiers jours, il en avoit purgé confiderablement ; & que les urines pendant l'ufage
des ces eaux depofoient toujours un fediment confiderable.

Que m'en ayant demandé mon fentimens depuis
la mort de ces anciens Medecins je les lui ordon-
nai plufieurs fois : mais que la circumftance de ces
affaires ne lui en avoit pas laiffé le tems de les prendre en faifon convenable : dequoy il m'a temoigné plufieurs fois un grand regrét.

Que les principaux fymptomes, dont-il fe plaignoit eftoit des affoupiffements, grande caffitude,
coliques frequentes, abondances de pituitte, foibleffe de cœur &c.

Qui par l'ufage de ces eaux ces mieux fe diffi-
poient, & jouiffoit pour un tems d'une fanté par-
faite.						N

Qu'il en auroit un foulagement plus long, s'il en avoit fait un plus long, & plus frequent ufage; ne pouvant affes en vanter les effects &c.

Qu'il n'en fçavoit boire qu'un pot par jour, & qu'apres l'avoir beut, il prenoit un ver de bran-devin d'anis, pour aider à les faire paffer.

Qu'il obfervoit que les eaux paffoient mieux en beuvant du vin à repas, que la bierre.

Qu'il ne s'en eft jamais trouvé mal un moment, & qu'il attend avec impatience le retour de la faifon convenable pour les reprendre avec plus de perfeverance, & d'exactitude; s'en promettant des effects meilleurs que ceux qu'il en at retiré; par un regime plus exacte &c.

Eftant pret de ratifier, & figné cette declaration toute & quante fois il en fera requit.

Je fuis faché Monfieur de n'avoir rien de plus à vous envoier: plufieurs perfonnes m'en parlant toujours fort avantageufement; difant qu'ils en ont beut en paffant, au par curiofité, plufir ce qu'ils s'en font trouvez fortifier, meilleur appetit & d'autres qu'ils en ont purger avec foulagement &c.

Dans qu'elle occafion ce puiffe être, que je puiffe vous être utile n'efpargna pas celui, qui vous eft entierement devoué, & qui ne cherche que la fatisfaction de vous donner des preuves du profond refpect avec lequel j'ai l'honneur d'être

MONSIEUR

Votre très humble & très obeiffant ferviteur J. E. TRICO Med. D.

P. S. Je viens de recevoir du Sr. *Delval* le fuc-cès de l'infufion du Calcul de la veffie dans l'eau de Marimont. C'eft pourquoi j'ai jugé convenir de l'inferer ici.

Le Calcul s'eſt briſé entre les mains du Sr. *Fon-*
taine l. 28. de ce Mois de Mai , & s'eſt diviſé
en vingt fragmens , leur ſurface eſt encore fort
ſolide , mais l'interieur s'emporte en le frottant
du bout du doigt, je repeſſe journallierement ces
fragmens, & depuis quatre jours je leurs trouve
une diminution de cent & deux grains.

Signé

DELVAL.

F I N.

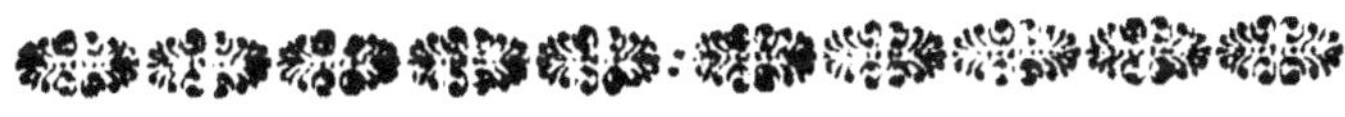

APPROBATION
DU CENSEUR

L'Analyſe des Eaux Minerales de *Mari-*
mont , miſe au jour par le Sr. *Servais*
Auguſtin de Villers Docteur & Profeſſeur
Royal en Medecine dans l'Univerſité de
Louvain , merite d'autant plus l'attention
du public; qu'elle ſe trouve ſoutenuë par
une expoſition raiſonnée de cas auxquels
les Eaux ſuſdittes ſont neceſſaires, ou convenables, & par un detail ſuccint du Regime, qu'il faut obſerver, pour en pouvoir
reſſentir les effets. Donné à Louvain le 1.
de Juin 1741.

NAT. DU BOIS Docteur
en Theologie, & Cenſeur
de Livres.

www.ingramcontent.com/pod-product-compliance
Lightning Source LLC
LaVergne TN
LVHW021442170726
843501LV00005B/1451